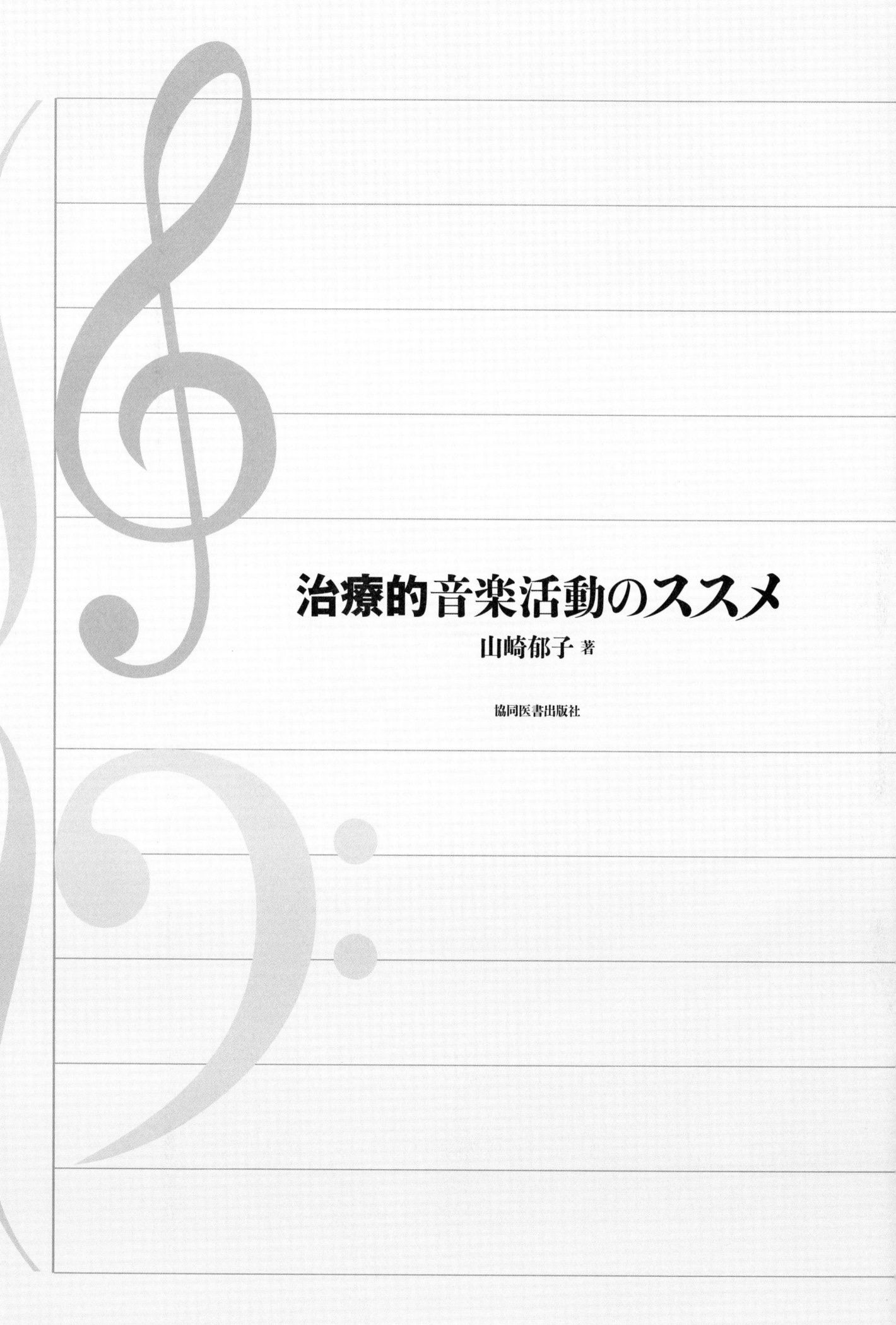

治療的音楽活動のススメ

山崎郁子 著

協同医書出版社

装幀……岡　孝治＋石津亜矢子

序

　音楽大学出身の作業療法士として、精神科病院で音楽を用いた活動を始めたのは、もう30年も前のことになります。その時代、つまり1980年代は、やっと「音楽療法」という言葉が日本で聞かれるようになった頃でしたが、文献も少ない中、作業療法の知識と音楽の知識を動員してできるところから始めようと思いました。まず考えたのはコーラス・グループ活動でした。それは私が音楽大学で専攻したのが声楽でしたから「歌う」という技術を使いやすかったということもあるのですが、それ以上に、歌うことによって心身ともに活性化されるということを私自身が実感していたということがあります。ですから患者さんたちのためにもそうした自分の経験を生かせないものかと考えたのでした。

　このガイドブックを始める前に、では、なぜ音楽なのか、音楽でなければならないのかということについて少し述べてみようと思います。まず人は誰でもいろいろな形で自分を表現します。人間は生きている限り表現し続ける生き物だといえるでしょう。日々どんなに小さなことにでも心を動かされるのに、それは目に見えないものです。その目に見えない心の動きを何らかの形で表現しようとする、やむにやまれぬ表現行為には、描く、書く、歌う、鳴らす、踊る、形を作るなどさまざまな行為があり、その表現手段は色、文字、リズム、メロディ、木、石、粘土など数知れなく存在します。さらに言えば、道具を使うためにはまず手や足やからだ全体があるわけですから、そのからだの動きを生み出している源泉は人間が自分のからだの内にもっているものであるわけです。そんなことから人間と音楽との本質的なつながりというものを想像することができると思います。こうして考えていくと人類の始まりから存在する人間の情動を活性化する内なる要素とはいったいどんなものでしょうか。それは誰にでも共通なもののはずです。心臓の拍動、手をたたく、大地をたたく…そうリズムなのではないでしょうか。そして声…そう音なのではないでしょうか。このようにリズムや音は人間の表現行為として必須なものなのです。だから音楽は、人間誰にでも共通な情動を表現するものとして、体験的に誰もが納得しているものだと思うのです。これは人類始まって以来現在に至るまで変わることなく存在する事実といえるのではないかと思うのです。ですから人間と音楽は切り離せないものです。

　また、音楽は人の心身によい影響を与えるものとして紀元前の昔から歴史的な文献のなかにその記述が残されています。たとえば音楽の調和は乱れた心身を調整する力があると言ったピタゴラス、旧約聖書サムエル記にはイスラエル王サウルの心の平静が失われたとき、ダビデの奏でるハープで気が鎮まったと記され、日本神話の天岩戸伝説の闇に包まれた世界に明るさを取り戻させたのは神々の太鼓や踊りで歌い騒いだことによるという話、

平安時代の篳篥（ひちりき）の名手の家に侵入し、家財一式を持ち去ろうとした賊が、篳篥の音色に感涙し家財を返した話などといった逸話が有名です。

　こうして述べてきたことを踏まえて、このガイドブックでは、まず疾患・症状や障害を知り、音楽の基本を知ったうえで、疾患・症状や障害に適した音楽活動とはどんなものか、ひとつの音楽活動が用い方の工夫をすれば異なる障害に適応すること、セッションのサンプルを提示すること、実践で得られた音楽活動の効果をどのように発表したらよいのかということなどをまとめてみたいと思いました。

2011年9月

山崎郁子

目次

序 iii
あとがき 143

第1章　音楽活動を治療的に用いるために対象者の抱える問題を理解する　1

1・1　発達障害
page 2

- 1・1・1　障害を知る 2
- 1・1・2　身体機能 3
  - 神経筋（反射、筋緊張、筋力、持久力） 3
  - 姿勢（身体と重力との関係、臥位、座位、立位） 3
  - 運動（粗大、微細、口腔） 3
- 1・1・3　感覚・知覚・認知機能 3
  - 感覚（感覚情報の同化、感覚の経験の運動との連合） 3
  - 知覚（視覚、聴覚、触覚） 3
  - 認知（注意、思考、判断） 3
- 1・1・4　情緒・精神・社会機能 4
  - 情緒の安定性 4
  - 感情のコントロール 4
  - 知的発達 4
  - 動機づけ（意欲、自尊心、自信） 4
  - コミュニケーション（二者関係、集団関係） 4
  - 社会機能（役割、社会生活技能） 4
- 1・1・5　発達障害の主な疾患 4
  - 脳性麻痺 4
  - 重症心身障害児 5
  - 筋ジストロフィー 5
  - 知的発達障害 5
  - 軽度発達障害 5

1・2　身体障害
page 5

- 1・2・1　障害を知る 5
- 1・2・2　基本的身体機能障害 5
  - 身体運動機能 5
  - 感覚・知覚 6
  - 高次脳機能 6
  - 心理的側面 6
- 1・2・3　応用的身体機能障害 6
  - 動作機能 6
  - 身辺処理機能 6

　　　　コミュニケーション機能 6
　　　　生活関連機能 6
　　　　心理機能 7
　　1・2・4　社会適応機能障害 7
　　　　身体的 7
　　　　生活維持管理的 7
　　　　心理的 7
　　　　社会的 7
　　1・2・5　身体障害の主な疾患 7
　　　　頭部外傷 7
　　　　脊髄損傷 8
　　　　脳血管障害 8
　　　　パーキンソン病 8
　　　　関節リウマチ 8

1・3　精神障害
page *8*

　　1・3・1　障害を知る 8
　　全般的精神機能
　　　　意識機能 8
　　　　見当識機能 9
　　　　知的機能 9
　　　　心理社会的機能 9
　　　　社会的相互作用……9　対人機能……9
　　　　気質と人格の機能 9
　　　　活力と欲動の機能 9
　　　　活力の機能……9　欲動の機能……9
　　　　睡眠機能 9
　　　　不眠と過眠……9　ナルコレプシー……9
　　個別的精神機能 9
　　　　注意機能 9
　　　　注意の維持……9　注意の移動……9　注意の配分……9　注意の共有機能……9　注意集中……10　注意散漫（注意の転導性）……10
　　　　記憶機能 10
　　　　短期記憶……10　長期記憶……10　即時記憶……10　近時記憶……10　記憶範囲……10　記憶再生……10　想起……10　語健忘……10　選択的健忘……10　解離性健忘……10
　　　　精神運動機能 10
　　　　精神運動統制機能……10　論理的思考機能……10　精神運動機能の質……10　精神運動抑制……10　興奮と激越……10　不自然な姿勢……10　カタトニー……10　拒絶症……10　両価性……11　反響動作……11　反響言語……11

情動機能 ……………………………………………………………… 11
情動の適切性……11　情動の制御……11　情動の幅……11　感情の内容……11　情動の不安定性……11　感情の平板化……11
知覚機能 ……………………………………………………………… 11
視知覚……11　聴知覚……11　触知覚……11　味知覚……11　視空間知覚……11　幻覚……11　錯覚……11
思考機能 ……………………………………………………………… 11
思考速度・形式・統制・内容……11　目標志向性思考……11　非目標志向性思考……12　論理的思考……12　思考抑制……12　思考途絶……12　観念奔逸……12　支離滅裂……12　思考逸脱（連合弛緩）……12　迂遠思考……12　妄想……12　強迫観念……12　脅迫行為……12
高次認知機能 ………………………………………………………… 12
意思決定……12　抽象的思考……12　計画立案と実行……12　精神的柔軟性……12　実行機能……12　観念の抽象化・組織化……12　時間管理……13　洞察……13　判断……13　観念形成……13　カテゴリー化……13　認知の柔軟性……13
言語に関する精神機能 ……………………………………………… 13
話し言葉……13　書き言葉……13　手話……13　話し言葉と書き言葉の統合的言語機能……13　受容性失語……13　表出性失語……13　ウェルニッケ失語……13　伝導失語……13　ブローカ失語……13
計算機能 ……………………………………………………………… 13
加算・減算……13　単純な計算……13　複雑な計算……14
複雑な運動を順序立てて行う精神機能 …………………………… 14
観念失行……14　観念運動失行……14　構成失行……14　着衣失行……14　肢節運動失行……14
自己と時間の経験の機能 …………………………………………… 14
自己の同一性（アイデンティティ）……14　身体・環境・時間の現実の中で自己の位置を認識すること……14　自己……15　自己身体像……15　時間についての経験の機能……15

精神障害の主な疾患 ……………………………………………………… 15
統合失調症 …………………………………………………………… 15
うつ病 ………………………………………………………………… 15
その他の障害 ………………………………………………………… 15
アルコール依存症……15　神経症……15　人格障害（パーソナリティー障害）……16

1・4　高齢者の障害

1・4・1　障害を知る ……………………………………………… 16
循環器系疾患 ………………………………………………………… 16

虚血性心疾患……16　心不全……16　ショック……16　血圧異常……16　不整脈……17　肺性心……17

呼吸器系疾患 …………………………………………………………… 17
肺炎……17　慢性閉塞性肺疾患（COPD）……17　肺がん……17　気管支喘息……17　肺結核……17　間質性肺炎（肺線維症）……17

神経系疾患 ……………………………………………………………… 17
脳血管障害……17　慢性・進行性神経変性疾患……17　脊髄疾患……17

内分泌・代謝系疾患・栄養 …………………………………………… 18
糖尿病……18

運動器（筋・骨格）系疾患 …………………………………………… 18
骨粗鬆症……18　変形性疾患……18

精神系疾患 ……………………………………………………………… 18
せん妄……18　老年期幻覚妄想状態……18　老年期うつ病……18　老年期神経症……18　老年期人格障害……18

皮膚疾患 ………………………………………………………………… 19
掻痒をきたす疾患……19　感染性皮膚疾患……19　皮膚の腫瘍……19

1・5　高次脳機能障害
page 19

1・5・1　障害を知る ……………………………………………… 19
失語症 …………………………………………………………………… 19
ブローカ失語……19　ウェルニッケ失語……19　全失語……20　健忘失語（失名辞失語）……20　伝導失語……20　超皮質性運動失語……20

失読・失書 ……………………………………………………………… 20
純粋失読……20　純粋失書……20　失読失書……20

失行症 …………………………………………………………………… 20
観念運動失行……20　観念失行……20　構成失行……20　着衣失行……20　肢節運動失行……20　口・顔面失行……20　歩行失行……21

失認症 …………………………………………………………………… 21
視覚失認……21　視覚性物体失認……21　相貌失認……21　色彩失認……21　聴覚失認……21　触覚失認……21　同時失認……21

半側視空間失認 ………………………………………………………… 21
半側空間無視……21　バリント症候群（注視空間障害）……21

半側身体失認 …………………………………………………………… 21

病態失認 ………………………………………………………………… 21

記憶障害 ………………………………………………………………… 22
健忘症候群……22　コルサコフ症候群……22　失名辞……22

認知症 …………………………………………………………………… 22

アルツハイマー病……22　前頭側頭型認知症……22　脳血管性認知症……22　皮質性・皮質下性認知症……22

注意障害 …………………………………………………………………… 22
全般性注意障害……22　容量性注意障害……22　選択性注意障害……22　持続性注意障害……22

地誌的障害 ………………………………………………………………… 22
地誌的見当識障害……22　地誌的記憶障害……22

情動障害 …………………………………………………………………… 23
攻撃性亢進……23　破壊行動……23　感情表現拙劣……23　無気力……23

ゲルストマン症候群 ……………………………………………………… 23

前頭葉症候群（遂行機能障害） ………………………………………… 23
前頭前野（背外側部）……23　前頭前野（眼窩部）……23

●文献 ………………………………………………………………………… 23

第2章　障害に応じた音楽活動を考える　　25

発達障害 …………………………………………………………………… 26
身体障害 …………………………………………………………………… 26
精神障害 …………………………………………………………………… 27
高齢者の障害 ……………………………………………………………… 27
高次脳機能障害 …………………………………………………………… 27

第3章　音楽活動を効果的に進めるために知っておきたい音楽の基礎知識　　29

3・1　譜表 …………………………………………………………………… 30
3・1・1　大譜表 …………………………………………………………… 30
3・2　音の高さ ……………………………………………………………… 30
3・3　音名 …………………………………………………………………… 31
3・4　臨時記号 ……………………………………………………………… 31
3・5　音程 …………………………………………………………………… 32
3・6　長音階と短音階 ……………………………………………………… 32
3・7　調合（キー） ………………………………………………………… 33
3・8　和音（コード） ……………………………………………………… 33
3・9　ペンタトニック（五音音階） ……………………………………… 35
3・10　十二音技法 ………………………………………………………… 36
3・10・1　作曲技法 ……………………………………………………… 36
3・10・2　音楽活動の種類と使い方 …………………………………… 38
3・11　歌唱活動 …………………………………………………………… 38
3・11・1　歌唱 …………………………………………………………… 39

目的	39	実施上の注意点	40
概要	39	評価	40
進め方	40	応用	40
方法	40	治療的応用	40
留意点	40	実施上の応用	41
観察のポイント	40		

3・11・2　カラオケ　41

目的	41	実施上の注意点	42
概要	41	評価	42
進め方	41	応用	42
方法	41	治療的応用	42
留意点	42	実施上の応用	43
観察のポイント	42		

3・11・3　歌唱＋チャイムバー　43

目的	43	留意点	44
概要	43	観察のポイント	44
進め方	43	実施上の注意点	44
方法-1（伴奏グループと歌唱グループに分かれます）	43	評価	44
		応用	44
		治療的応用	44
方法-2（一人ひとり伴奏しながら歌います）	44	実施上の応用	45

3・12　楽器活動　45

3・12・1　チャイムバー演奏　48

目的　48
概要　48
進め方　49
　方法
　　十二音アンサンブル……49　ペンタトニック・アンサンブル……49
　　コード奏法……50　ドシラソファミレド奏法……50
　留意点　50
　観察のポイント　51
　（評価、応用☞ 3・11・3 歌唱＋チャイムバー：p. 44 を参照）

3・12・2　太鼓演奏　51

目的	51	実施上の注意点	52
概要	51	評価	52
進め方	52	応用	53
方法	52	治療的応用	53
留意点	52	実施上の応用	53
観察のポイント	52		

3·12·3　バンド ... 53

目的 ... 53　　　実施上の注意点 ... 54
概要 ... 53　　　評価 ... 55
進め方 ... 54　　　応用 ... 55
　方法 ... 54　　　　治療的応用 ... 55
　留意点 ... 54　　　　実施上の応用 ... 55
　観察のポイント ... 54

3·13　動きを用いた活動　55

3·13·1　歌体操、手話体操 ... 56

目的 ... 56　　　実施上の注意点 ... 57
概要 ... 56　　　評価 ... 57
進め方 ... 56　　　応用 ... 57
　方法 ... 56　　　　治療的応用 ... 57
　留意点 ... 57　　　　実施上の応用 ... 57
　観察のポイント ... 57

3·13·2　盆踊り、ダンス、エアロビクス ... 58

目的 ... 58　　　実施上の注意点 ... 58
概要 ... 58　　　評価 ... 59
進め方 ... 58　　　応用 ... 59
　方法 ... 58　　　　治療的応用 ... 59
　留意点 ... 58　　　　実施上の応用 ... 59
　観察のポイント ... 58

3·13·3　小道具を用いたダンス ... 59

目的 ... 59　　　実施上の注意点 ... 61
概要 ... 60　　　評価 ... 61
進め方 ... 60　　　応用 ... 61
　方法 ... 60　　　　治療的応用 ... 61
　留意点 ... 60　　　　実施上の応用 ... 61
　観察のポイント ... 60

3·14　作曲活動　61

3·14·1　即興演奏（打楽器を中心とした） ... 62

目的 ... 62　　　実施上の注意点 ... 63
概要 ... 62　　　評価 ... 63
進め方 ... 63　　　応用 ... 63
　方法 ... 63　　　　治療的応用 ... 63
　留意点 ... 63　　　　実施上の応用 ... 64
　観察のポイント ... 63

3·14·2　歌作り ... 64

目的 ... 64　　　進め方 ... 64
概要 ... 64　　　　方法 ... 64

留意点	64	応用	65
観察のポイント	64	治療的応用	65
実施上の注意点	65	実施上の応用	65
評価	65		

3・14・3 十二音技法によるチャイムバー即興演奏

目的	65	実施上の注意点	66
概要	65	評価	66
進め方	66	応用	66
方法	66	治療的応用	66
留意点	66	実施上の応用	66
観察のポイント	66		

3・15　音楽鑑賞活動　67

3・15・1　バックグラウンドミュージック（BGM）　67
3・15・2　マスキング　67
3・15・3　ヒーリング　67
3・15・4　音楽鑑賞　67

目的	67	実施上の注意点	68
概要	67	評価	68
進め方	67	応用	68
方法	67	治療的応用	68
留意点	68	実施上の応用	68
観察のポイント	68		

3・16　個別活動と集団活動　69

3・16・1　個別音楽活動の概要　69
3・16・2　個別音楽活動の方法　69
3・16・3　集団音楽活動の概要　69
3・16・4　集団音楽活動の方法　70

3・17　音楽活動の種類　70

3・17・1　能動的音楽活動　70
3・17・2　受動的音楽活動　70

第4章　対象者別音楽活動の治療過程　71

4・1　音楽活動の治療過程

4・1・1　インテーク依頼から終了までの流れ　72
4・1・2　初期評価（初回評価）　72
4・1・3　治療目標の設定　73
4・1・4　治療計画の立案　73
4・1・5　実施　73
4・1・6　再評価（最終評価）　73
4・1・7　評価用紙の例　73

4・2　発達障害

page 74

- 4・2・1　アプローチ可能なポイント　　74
- 4・2・2　音楽活動の種類と方法と目的　　74
  - 能動的音楽活動　74
    - 歌唱　74
    - 楽器活動　74
    - 動きを用いた活動（ダンス、ゲームなど）　75
  - 受動的音楽活動　75
    - BGM　75
    - 音楽鑑賞　75
- 4・2・3　セッションプログラム例　　75
  - 発達障害に対するセッション例　　76

4・3　身体障害

page 77

- 4・3・1　アプローチ可能なポイント　　77
- 4・3・2　音楽活動の種類と方法と目的　　77
  - 能動的音楽活動　77
    - 歌唱　77
    - 楽器活動　78
    - 動きを用いた活動（ダンス、ゲームなど）　78
  - 受動的音楽活動　78
    - BGM　78
    - 音楽鑑賞　78
- 4・3・3　セッションプログラム例　　79
  - 身体障害に対するセッション例　　79

4・4　精神障害

page 80

- 4・4・1　アプローチ可能なポイント　　80
- 4・4・2　音楽活動の種類と方法と目的　　80
  - 能動的音楽活動　80
    - 歌唱　80
    - 楽器活動　81
    - 動きを用いた活動（ダンス、ゲームなど）　81
  - 受動的音楽活動　81
    - BGM　81
    - 音楽鑑賞　81
- 4・4・3　セッションプログラム例　　82
  - 精神障害に対するセッション例　　82

4・5　高齢者の障害

page 83

- 4・5・1　アプローチ可能なポイント　　83
- 4・5・2　音楽活動の種類と方法と目的　　83
  - 能動的音楽活動　83
    - 歌唱　83
    - 楽器活動　83
    - 動きを用いた活動（ダンス、ゲームなど）　83
  - 受動的音楽活動　83
    - BGM　83
    - 音楽鑑賞　83
- 4・5・3　セッションプログラム例　　84
  - 高齢者の障害に対するセッション例　　84

4・6　高次脳機能障害

page 85

- 4・6・1　アプローチ可能なポイント　　85
- 4・6・2　音楽活動の種類と方法と目的　　85

	能動的音楽活動 ……… 85		ゲームなど) ……… 86	
	歌唱 ……… 85		受動的音楽活動 ……… 86	
	楽器活動 ……… 85		BGM ……… 86	
	動きを用いた活動(ダンス、		音楽鑑賞 ……… 86	

4・6・3 セッションプログラム例 ……… 87
　　　高次脳機能障害に対するセッション例 ……… 87

第5章　音楽活動の効果　　89

5・1　音楽活動を記録する　90
5・2　音楽活動の効果を測る　90
5・3　音楽活動の効果の研究法　90
5・3・1　文献レビュー　90
5・3・2　音楽活動の効果の研究法　90

基礎研究：原著　指尖部皮膚表面温度の寒冷負荷試験における音楽聴取の効果・II—心電図 R-R 変動および心理学的変化との比較（日本サーモロジー学会誌 2007; 26（4）: 104-108）……… 92

臨床研究：症例研究　前頭葉損傷患者に対する音楽を用いた作業療法（日本芸術療法学会誌 2000; 31（1）: 47-51）……… 97

5・4　音楽活動の研究発表の方法　101
5・4・1　学会発表　102
5・4・2　論文発表　106
　●文献 ……… 106

資　料　107

資料1：音楽活動インテーク票 ……… 108
資料2：音楽活動セッション日誌 ……… 109
資料3：音楽活動個人記録 ……… 111
資料4：音楽活動楽譜集 ……… 112

ドシラソファミレド奏法：春の小川……113　ふるさと……116　茶摘み……119　夏は来ぬ……122　うみ……125　静かな湖畔……128　もみじ……131　旅愁……134　冬景色……137　たき火……140

オートハープ用：春の小川……114　ふるさと……117　茶摘み……120　夏は来ぬ……123　うみ……126　静かな湖畔……129　もみじ……132　旅愁……135　冬景色……138　たき火……141

コード奏法：春の小川……115　ふるさと……118　茶摘み……121　夏は来ぬ……124　うみ……127　静かな湖畔……130　もみじ……133　旅愁……136　冬景色……139　たき火……142

編集制作・本文組体裁：永和印刷編集室

第1章
音楽活動を治療的に用いるために対象者の抱える問題を理解する

音楽活動の対象は広く、あらゆる障害に対してさまざまなアプローチが考えられています。また、病気の予防目的の対象にまで影響を与えることもできます。ということは、障害のあるなしにかかわらず、生まれたての赤ちゃんから高齢者まですべての人間の理解が必要です。この対象者をさらにいうならば、母親の胎内にいるときから、死別して残された人びとのグリーフケアまでもその範囲になります。障害については人間の一生のなかのどの場面で起こったものなのか、また身体のどの部分が障害されたのか、そしてその障害は人間全体としてはどのように影響し合っているのかを明らかにしておく必要があると思うのです。障害を正しく見る目と、それによって身体全体で起こっていることを把握する目と、その人の周りの状況との関係を考える目をもって総合的に判断できる能力が必要なのではないでしょうか。

　このような姿勢で対象者を理解し、音楽活動を治療的な効果を得るための手段として使っていくためには、まず対象者の抱える問題について、特にその発達を阻害する要因となる問題について、その概要を知っておく必要があります。「発達」ということは乳幼児や子どもだけの問題にとどまらず、人間が否応なく老いていく人生の全プロセスのなかで現実には起こっているのですから、ライフスパンという観点から見た人間のさまざまな場面における「成長」と考えていただくほうがよいと思います。

　それではこれから人間に起こるさまざまな発達の阻害要因となる障害について述べていきますが、こうした問題は単独あるいは身体障害と精神障害とが合併するといった複合的な問題として生じたり、時間の経過とともに将来的に生じていったりすることも多くありますので、医学やリハビリテーションの専門的なかかわりを前提にして音楽活動の効果というものを評価されることが望ましいと考えます。つまり、音楽の効果というものがもしあるとするならば、それはその対象者の成長をどのように助け、役立っているものなのかということを常に意識している必要があると思うのです。このような立場から解説をしていきます。

1・1　発達障害

1・1・1　障害を知る

　発達障害とは、乳児期(場合によっては胎児期)からのさまざまな生物学的要因により、発達の遅れ、質的なゆがみ、機能獲得の困難さが生じる心身の障害をいいます。

1・1・2　身体機能

神経筋（反射、筋緊張、筋力、持久力）

　反射が正常に機能しているのか亢進や低下が見られるのか、手足を動かすときにほどよい筋緊張や筋力の状態なのか、ひとつの行動をするためにはその行動を完結するまで続ける持久力が働いているのかということがあげられます。これらの働きは神経と筋肉の作用です。

　反射が亢進あるいは低下している場合、筋緊張が必要以上に高い場合、その逆にほとんど緊張の見られない低緊張を示す場合、筋力のバランスの悪さが生じる場合、行動の開始から完結までの持久力が不足している場合に、正常な発達が妨げられるわけです。

姿勢（身体と重力との関係、臥位、座位、立位）

　神経筋の項で述べたように神経と筋の作用の何らかが妨げられることにより、身体と重力のバランスを損ねたり、臥位、座位、立位の姿勢保持に支障をきたすことになるのです。

運動（粗大、微細、口腔）

　神経筋の項で述べたように神経と筋の作用の何らかが妨げられることにより、微細な運動が困難な状態や粗大運動が困難な状態が現れます。口腔の運動つまり発声が困難な状態や発音が不明瞭な状態も生じます。

1・1・3　感覚・知覚・認知機能

感覚（感覚情報の同化、感覚の経験の運動との連合）

　感覚情報をうまく取り入れることや、感覚の経験を運動に結びつけることがあげられます。感覚情報をうまく取り入れられない場合、感覚の経験が運動に結びつかない場合などは、発達の妨げになります。

知覚（視覚、聴覚、触覚）

　視覚、聴覚、触覚のさまざまな問題があげられます。弱視、全盲などの視覚に問題がある場合、難聴など聴覚に問題のある場合、触覚の麻痺や過剰反応は発達の妨げになります。

認知（注意、思考、判断）

　注意、思考、判断にさまざまな問題があげられます。注意散漫、思考欠如、判断することが困難などは、発達の妨げになります。

1・1・4　情緒・精神・社会機能

情緒の安定性
情緒の安定性には疾患に起因するもの、環境に起因するものなどさまざまな特徴が見られます。情緒不安定の割合が大きい場合、発達の妨げになります。

感情のコントロール
感情のコントロールにも疾患に起因するもの、環境に起因するものなどさまざまな特徴が見られます。感情のコントロールができない場合、やはり発達の妨げになります。

知的発達
一口に知的発達といっても、先天的、後天的の違い、重症度の違いとその状態はきわめて多様です。また、この知的発達とほかの機能は相互に影響し合っています。このことから、対象者の状態を知的発達の障害によるのか、知的発達の障害でないものなのかを正しく見分ける必要があります。

動機づけ（意欲、自尊心、自信）
意欲、自尊心、自信の質や量の違いによって、動機づけは左右されます。そしてこの動機づけは発達を大きく左右します。

コミュニケーション（二者関係、集団関係）
発達を促進させる重要な要素のひとつが、コミュニケーションです。生まれたときからの母親との二者関係コミュニケーションに始まり、成長とともに三者関係から集団関係へと広がりを見せます。

この成長段階に応じたコミュニケーションが何らかの要因により経験できないと発達が妨げられます。

社会機能（役割、社会生活技能）
成長に応じて役割が与えられ、その役割をやり遂げていく経験を重ねることにより社会生活技能を身につけていきます。さまざまな要因によって成長段階に応じた役割が与えられない場合や与えられてもやり遂げることができない場合は、発達が妨げられます。

1・1・5　発達障害の主な疾患

脳性麻痺
脳性麻痺とは「受胎から新生児（生後4週以内）までのあいだに生じた、脳の非進行性病変に基づく、永続的な変化しうる運動および姿勢 posture の異常である」（1968年厚生省脳性麻痺研究班による定義）です。病型は、①痙直型70％、②アテトーゼ型2％、③失

調型 3%、④弛緩型 10%、⑤混合型 15%、に分類されます。

重症心身障害児

重症心身障害児とは「重度の精神薄弱及び重度の肢体不自由が重複している児童」(児童福祉法第 43 条の 4) と定義されています。この用語は、法律もしくは行政用語であり、診断名、障害名とは本質的に異なります。障害の程度については、IQ35 以下で、身体的には座れる程度以下ということになります。

筋ジストロフィー

筋ジストロフィーとは、遺伝性、進行性のミオパチー(筋症)です。小児期に発症するもので最も発症率の高いのは、デュシェンヌ型筋ジストロフィーです。歩行開始はやや遅れ 1 歳 6 か月ごろまでに歩行可能となります。筋力低下、低緊張を示し次第に歩行困難、座位保持困難から寝たきりになり、呼吸不全、心不全で死亡します。

知的発達障害

知的発達障害とは、脳の機能の発達において同年齢の平均より明らかに低く、知的機能の障害が生じ、日常生活などに支障をきたすため援助が必要な状態をいいます。

軽度発達障害

軽度発達障害とは、一般的に「知的水準は著しい発達の遅れはないが、学習や対人関係に困難を示す障害」とされています。このなかには学習障害、注意欠損/多動性障害、アスペルガー障害、自閉症などが含まれます。

1・2 身体障害

1・2・1 障害を知る

身体障害とは、交通事故、労働災害などの「事故」による頭部外傷、脊髄損傷、骨折、末梢神経損傷などの障害と、「疾病」による脳血管障害、パーキンソン病、失調症などの中枢性疾患による障害や慢性関節リウマチなどの骨関節疾患による障害をいいます。

1・2・2 基本的身体機能障害

身体運動機能

身体運動機能の要素には、筋力(最大筋力・筋持久力)、関節可動域、筋緊張、目と手の協調性、巧緻性、運動パターン、反射・反応、全身の耐久性(体位、呼吸・循環)、発声・発話と多岐にわたっています。これらの要素のひとつでも正常でなくなると、日常の

生活に支障をきたします。場合によっては複数の要素が異常をきたすこともあります。

感覚・知覚

感覚・知覚には、皮膚感覚などの表在感覚、姿勢や位置を認識する深部感覚、それらの複合感覚、それらの感覚が過剰に感じる場合や麻痺してしまう異常感覚、前記のほか視覚・聴覚・味覚・嗅覚の異常も日常生活に支障をきたします。

高次脳機能

歯ブラシを持って髪の毛をとかしてしまう失行、目の前にあるはさみをはさみと言うことはできるのに紙を切るものだということがわからない失認、今何月何日なのか、今どこにいるのかがわからない見当識障害などの認知・行為の障害は、目に見えないため本人にとっても周囲の人にとっても理解されにくいという特徴があります。それに比べると周囲の人にはわかりやすい記憶力、抽象的思考能力などの知的機能の障害もあります。これらの障害は、やはり日常生活に大いに支障をきたします。

心理的側面

意欲、集中力、情緒の安定性といった心理的側面が生活の質（QOL: quality of life）の向上に影響を及ぼします。

1・2・3 応用的身体機能障害

動作機能

動作機能の要素には、上肢動作（速さ、力、フォーム）、頸・体幹・下肢動作、両手動作、片手動作、巧緻動作などがあり、これらが正常に働かないと生活上の不都合をきたします。

身辺処理機能

食事、更衣、排泄、入浴、整容、起居、移動などの日常生活動作（ADL: activity of daily living）は、人間が生活していくうえでの身体機能の応用動作の到達点といえます。

コミュニケーション機能

コミュニケーション機能は、**動作機能**、**身辺処理機能**までの項でいう身体機能から、さらに応用動作となる社会へ向けた、書字（ワープロを含む）、電話・ファックス操作やコンピュータ操作です。これらの機能が何らかの要因で妨げられると、社会復帰を目指している対象者には、支障をきたします。

生活関連機能

生活関連機能は、応用動作となる家庭復帰を含む社会復帰のための、家事（調理、洗濯、掃除、裁縫、買い物）・育児、公共交通機関の利用、自動車の運転、屋外活動です。

これらの機能が不十分だと、対象者の日常生活に支障をきたします。

心理機能

心理機能は、自分の考えが現実の世界と一致しているかを照合する現実検討能力、問題に遭遇したときの解決方法を考えることができる問題解決能力、障害を正しく受け入れる障害の受容、知識を得ようとする学習能力、粘り強く何かを成し遂げる心理的耐久性などです。これらの機能が不十分だと対象者の回復のためのさまざまな機能に影響を及ぼします。

1・2・4　社会適応機能障害

社会適応機能は、身体的、生活維持管理的、心理的、社会的の4つの機能に分けられます。これらの機能は、対象者の年齢、性別、立場の違いによって重要度が違ってきます。

身体的

社会適応機能から見た身体的項目は、社会人として、作業の正確さ、速度、作業耐久性という作業遂行能力です。これはその重要性の大小はあるにしても、職場復帰を目指す対象者ばかりでなく、さまざまな対象者に必要です。

生活維持管理的

健康、安全、金銭の管理が、生活維持管理的項目としてあげられます。これらもその重要性には個人差があるものの必要な項目です。

心理的

趣味をもち、嗜好をはっきりさせ、生きがい・余暇活動を豊かにすることにより生活の質（QOL）の向上につながります。このことは、前記の**身体的**、**生活維持管理的**の項に比べるとどうしても優先順位が後回しになってしまいますが、すべての対象者に必要です。

社会的

家族、友人、隣人、職場関係者との対人関係と役割遂行、公共機関・社会資源の利用による生活圏拡大、家屋や通勤に対する生活環境整備があります。これらも個人差はありますが、すべての対象者に必要です。

1・2・5　身体障害の主な疾患

頭部外傷

頭部外傷とは、頭部への外力により頭部に外傷が加わったものです。特に脳に損傷が及んだ場合を脳外傷（TBI: traumatic brain injury）として区分しています。原因で最も多いのは交通事故によるもので、次いで転倒・転落です。

脊髄損傷

脊髄の異常によってもたらされる疾患で、外傷性のものと非外傷性のものがありますが、ここでは外傷性の脊髄損傷を見ていきます。脊髄のどの部位が損傷されたかによって、頸髄損傷、胸・腰髄損傷などに分類されます。運動障害（麻痺）と知覚障害により損傷レベルと損傷程度（完全か不完全か）が分けられます。

脳血管障害

脳血管障害とは、脳血管病変が原因で起こる脳神経系の障害をいい、脳卒中と同意語として多く用いられます。脳血管障害には脳血管が破綻して出血を起こす脳出血、くも膜下出血、血管が閉塞する脳梗塞に大別されます。障害は、運動麻痺（片麻痺）、高次脳機能障害、摂食・嚥下障害など多様な障害が起こります。

パーキンソン病

パーキンソン病とは、中脳の黒質の変性により起こる進行性の疾患です。主な症候としては振戦、固縮、無動、姿勢反射異常、歩行障害、精神症状、認知障害、易疲労性です。

関節リウマチ

関節リウマチは、いまだにその発症原因が解明されていませんが、自己免疫現象のような免疫異常がその原因として疑われています。経過は、慢性、進行性で、頸椎や四肢の関節が次第に破壊され、日常生活活動を含め多くの能力低下をきたします。

1・3 精神障害

1・3・1 障害を知る

精神障害とは、脳の構造的、機能的障害により精神の正常な働きを妨げられ、記憶の障害、感情の障害、判断の誤り、幻覚や妄想の出現などの精神機能の異常をきたすことです。

以下にICF（International classification of functioning, disability and health：国際生活機能分類―国際障害分類改訂版）からとらえた精神機能をあげます。

全般的精神機能

意識機能

精神の正常な働きが妨げられる意識機能として、周囲への意識性、明瞭性、覚醒状態の機能、意識混濁から昏睡までのさまざまな意識状態の変化、また意識の連続性として意識遁走からトランス状態に至る意識状態の変化、薬物での意識変容やせん妄というような意

識の質があげられます。

見当識機能
自己、他者、時間周囲環境との関係性の認識が、見当識機能です。

知的機能
自己を含めた人間と環境を認識する全認知機能、知的障害や認知症という成長に伴う知的成長機能です。

心理社会的機能
社会的相互作用　社会環境における自己と他者の相互作用機能です。
対人機能　自己と他者の関係性の機能です。

気質と人格の機能
外向性、内向性、協調性、誠実性、精神的・情緒的安定性、経験への開放性、楽観主義、好奇心、確信、信頼性などは、人間が一人ひとり生まれながらにもっていて後天的にあまり変化しない機能です。

活力と欲動の機能
活力の機能　活力の機能は、活力レベルで表します。これは人の内的環境と外的環境によって変化します。
欲動の機能　動機づけ、食欲、渇望、衝動の制御などは、欲動の機能ということができます。

睡眠機能
不眠と過眠　人の正常睡眠時間は、個人差はあるものの6〜8時間ですが、それより著しく短い時間しか睡眠が取れないと不眠、著しく長く睡眠を取ることが過眠です。
ナルコレプシー　通常若年成人期に発症する睡眠障害で、昼間の睡眠発作の繰り返しと、しばしば夜間の睡眠障害を呈します。主な症状は脱力発作、睡眠麻痺、入眠時幻覚です。

個別的精神機能

注意機能
注意の維持　物事に人が注意を維持し続けることです。
注意の移動　人がひとつの物事から別の物事に注意を移すことです。
注意の配分　人が2つ以上の物事へ注意を向けたとき、それぞれの物事への注意の割合を決めることです。
注意の共有機能　人が2つ以上の物事へ注意を向けたとき、内容を共有できる注意機能のことです。

注意集中　　物事に人が注意を集中し続けることです。
注意散漫（注意の転導性）　　人が物事に注意を集中できない状態のことです。

記憶機能

短期記憶　　認知・記銘された刺激が短期間貯蔵される記憶過程です。
長期記憶　　情報が記銘、コード化されて短期記憶となり、さらに符号化、リハーサルを経て将来の想起のために転移され永久に貯蔵される記憶過程です。
即時記憶　　目の前の出来事の記憶です。
近時記憶　　最近起きた出来事の記憶です。
記憶範囲　　視覚または聴覚的に、1回提示した後に再生される項目数の最大値のことです。
記憶再生　　一度認知・記銘された刺激が、再生されることです。
想起　　実際の出来事を思い出そうとする場合に見られ、過去の出来事での考え、言葉および行為を思い出す過程です。
語健忘　　一度認知・記銘された語を忘れて思い出せないことです。
選択的健忘　　一度認知・記銘された出来事のなかから、選択的に忘れて思い出せない事柄が生じることです。
解離性健忘　　一度認知・記銘された出来事のなかから、心因性の障害により忘れて思い出せない事柄が生じることです。

精神運動機能

精神運動統制機能　　筋肉運動や随意運動と関連した心理過程が統制された状態のことです。
論理的思考機能　　事物の法則的なつながりで物事を考えていく機能のことです。
精神運動機能の質　　筋肉運動や随意運動と関連した心理過程の質のことです。
精神運動抑制　　筋肉運動や随意運動と関連した心理過程の制止した状態のことです。
興奮と激越　　肉体的または精神的過程の速度や強度を増す状態と、感情や音声が激しく高ぶって荒々しい状態のことです。
不自然な姿勢　　目的動作を行うときに、その動作にふさわしくない無理のある姿勢のことです。
カタトニー　　身体の硬直、拒絶反応を呈する精神運動の障害のことです。統合失調症、気分障害、または脳器質疾患に生じます。
拒絶症　　頼まれたことと逆のことをしたり、理由がはっきりせず頑固に抵抗する傾向、緊張性混迷状態やよちよち歩きの子どもにみられます。

両価性　アンビヴァレンスといい、特定の人や物に対して、まったく相反した態度や感情や観念が共存することです。同一人に対する愛と憎悪の同時感情およびその表出などをいいます。

反響動作　他人の動作を不随意的に模倣することです。

反響言語　他人の言葉や文章を不随意的にオウムのように反復することです。通常、統合失調症にみられます。

情動機能

情動の適切性　情緒、感情が適切なことです。

情動の制御　情緒、感情を正常の方向へ調節することです。

情動の幅　情緒、感情の表出の最小から最大までのあいだのことをいいます。

感情の内容　感情の内容には、悲哀、幸福、愛情、恐れ、怒り、憎しみ、緊張、不安、喜び、悲しみなどがあります。

情動の不安定性　情緒、感情が不安定な状態のことです。

感情の平板化　情緒、感情が変化に乏しい状態のことです。

知覚機能

視知覚　目を受容器として、形態、運動、色、明暗などを知覚することです。

聴知覚　耳を受容器として、音を知覚することです。

触知覚　主に皮膚を受容器として、圧迫感、疼痛感などを知覚することです。

味知覚　主に舌を受容器として、塩味、酸味、甘味、苦味の4種類の味を知覚することです。

視空間知覚　物体を局在したり、距離、動き、空間的関係を認識する能力のことです。

幻覚　外界からの刺激や状況が存在しないのに、対象や事象をはっきりと、しばしば強く主観的に知覚することです。

幻視、幻聴、幻触、幻嗅、幻味などがあります。

錯覚　誤った認識、実在しない事物をあたかも存在するかのように思い違いをすることです。

思考機能

思考速度・形式・統制・内容　思考機能つまり思いめぐらすこと、考えることにはその速度、形式、ひとつにまとめられて収められた状態、内容などの要素があります。

目標志向性思考　到達あるいは達成しようとする目的に向かって思いめぐらすことです。

非目標志向性思考　　無目的に思いめぐらすことです。
　　論理的思考　　事物の法則的なつながりに従って思いめぐらすことです。
　　思考抑制　　思考過程がゆっくりとなり、不活発で、なかなか前へ進まない状態です。うつ病の抑制症状の一部として見られます。
　　思考途絶　　思考の過程が急にストップし、話しが唐突に途切れて黙り込んでしまう状態です。統合失調症に見られます。
　　観念奔逸　　全体の言葉数は著明に増加するにもかかわらず、関連のない言葉や考えの流れが言葉にできないほどの速さで起こることです。躁病で見られます。
　　支離滅裂　　思考の論理性が失われ、話しのあいだの連合が失われたり、あるいは弛緩が著しいため極端に話しにまとまりがなくなる状態です。統合失調症に見られます。
　　思考逸脱（連合弛緩）　　面接者の質問に関連のない返答をしたり、ある文章や節、句が前後し、論理的なつながりを欠く思考障害の状態のひとつです。統合失調症に見られます。
　　迂遠思考　　意識的または無意識的な思考過程の障害で、質問に対して直接的な意見や返答を避け、しばしば横道にそれたり、念入りではあるが、不適切な細かい事柄をくどくどと述べることです。認知症や脳器質性疾患、てんかんの人格変化の状態の際に見られます。
　　妄想　　誤った信念あるいは間違った判断であり、それが不合理であるという明白な証拠があるにもかかわらず確信されているもののことです。
　　強迫観念　　固定した考えが繰り返し再燃することです。
　　脅迫行為　　ある行為を、しばしば反復的に遂行しようとする抑制し難い衝動のことです。

高次認知機能

　　意思決定　　考えをはっきりと決めることです。
　　抽象的思考　　直接知覚できない意識が構成したものを考えることです。言い換えると、物事の中心にある本質を前提として論理的に考えることです。
　　計画立案と実行　　物事を計画して立案し、実行に移す一連の過程のことです。
　　精神的柔軟性　　情緒的、感情的に臨機応変に対応できることです。
　　実行機能　　物事を実際に行うことのできる機能のことです。
　　観念の抽象化・組織化　　物事に対する考えを、直接知覚できない意識が構成したものとしたり、つながりのない個々のものを、一定の機能をもつようにまとめたりすることです。

時間管理　　時間を管理することです。
洞察　　自分自身や他人の行動の背後にある動機や理由について理解していることです。
判断　　ある物事について自分の考えをこうだと決めること、またその内容です。
観念形成　　物事に対する考えを作り上げていくことです。
カテゴリー化　　物事を同じ種類ごとに分類することです。
認知の柔軟性　　思考、学習および記憶と関連した精神活動の臨機応変さのことです。

言語に関する精神機能

話し言葉　　日常の会話に用いる言葉、音声言語のことです。
書き言葉　　文字による言葉、文章に用いる言葉のことです。
手話　　手の形・動きなどによって意味を伝える伝達手段のことです。
話し言葉と書き言葉の統合的言語機能　　日常の会話に用いる言葉である音声言語と、文字による言葉すなわち文章に用いる言葉をひとつにまとめ、その相互関係から言語機能を統括することです。
受容性失語　　感覚性失語のことで、言葉の了解の障害です。ウェルニッケ（Wernicke）失語、伝導失語（後述）などがあげられます。
表出性失語　　運動性失語のことで、言葉の表出の障害です。主にブローカ（Broca）失語を指します。
ウェルニッケ失語　　言語の了解が不良なのが特徴で、書字言語にも障害があり、読みにも錯読が見られたりします。自発言語では、会話は流暢で多弁であり、構音の困難は見られませんが、会話のなかに言い誤りが見られ、はなはだしくなると語漏になります。これは、ジャーゴン（jargon）失語と呼ばれます。
伝導失語　　復唱の障害が主症状となるもので、錯語が見られますが、言語了解は良好です。横側頭回、頭頂下葉の病変によります。
ブローカ失語　　自発語の減少があり、発語の構音の崩れがあり、聞き取りにくい失語症です。読み書きの障害もありますが、特に自発書字は悪いが、写字は保たれています。
　了解はある程度侵されていて、語健忘が見られたり、電報の文体に似た電文体失文法が見られたりします。
　右片麻痺に多く見られます。

計算機能

加算・減算　　足したり引いたりする計算のことです。
単純な計算　　加減乗除の4つの要素が混ざらない計算です。つまりこの4要素の各要

素単独の計算のことです。

　複雑な計算　加減乗除の4つの要素が混ざり計算することが難しい計算のことです。

複雑な運動を順序立てて行う精神機能

　観念失行　たとえばマッチをすってたばこに火をつけるといった行為でも、ひとつひとつの部分的な動作ができても、全体としてまとまった動作とならないために、行為がなしとげられないものです。順序を間違えたり、中間の動作を飛ばしたりします。したがって複雑な行為ほど障害がはっきりします。優位半球の頭頂葉の広い範囲の病巣による障害です。

　観念運動失行　自発的には運動することが可能であるのに、命令されてその運動を行おうとすると、それができないという状態です。

　構成失行　空間的形態、造形の障害です。つまり手本を真似した立体的な積み木ができない。手指で影絵のキツネの形を作れない状態です。これは両頭頂葉の病巣による障害です。

　着衣失行　観念運動失行や観念失行によるものではなく、衣服を着けることができないという症状が独立して見られるものです。これは劣位半球の頭頂、後頭葉の病巣による障害です。

　肢節運動失行　主に手と指の過去に習熟した行為の遂行が不完全であったり、動作を開始できない状態のことです。具体的な動作としては、ボタンの掛け外し、本のページめくり、机上の硬貨やマッチ棒や鉛筆をつまむ、ひもを結ぶ、お札を数える、箸を使うなどです。これは両中心前回前部中央の病巣による障害です。

自己と時間の経験の機能

　自己の同一性（アイデンティティ）　これは、エリクソン（Erikson）による概念です。エリクソンは、パーソナリティー発達を同一性の発達という観点からとらえ、各発達段階ごとに統合と分化を繰り返して発達していくという独自の漸成説（epigenetic theory）を生活周期（life cycle）を用いて展開しました。それによると青年期は、それまでのさまざまな自己を同一化する試み（家族同一性、種々の集団同一性など）を最終的に統合して社会的な自己、すなわち責任ある社会人としての自己を選択しなくてはならない時期です。後期青年期は、自己同一性を確立する最終段階です。そしてまた、エリクソンのいう同一性の危機（identity crisis）の時代でもあって、さまざまな同一性の障害をめぐる問題が生じる時期でもあります。

　身体・環境・時間の現実の中で自己の位置を認識すること　**自己の同一性**の項で説明したとおり、身体、環境、時間の現実のなかで、統合と分化を繰り返しながら自己の位置

を確認することが行われていきます。

自己　　自分、その人自身のことです。

自己身体像　　自分自身が描く自分の身体、自分の顔、手、足、体幹のことです。

時間についての経験の機能　　一日24時間の経時的経験、一か月30日の経時的経験、一年365日の経時的経験のことです。

精神障害の主な疾患

統合失調症

統合失調症とは、脳内の神経伝達物質であるドーパミンなどのバランスが崩れ、幻覚・妄想、認知行動障害、思考障害などの精神機能障害が生じる疾病です。生物学的な脆弱性をもつ人がストレスを受けたときに発症すると考えられています。特徴としては、思春期、青年期に発症しやすく、心身の機能が不安定なため再発しやすいといわれています。

うつ病

うつ病とは、気分障害のうちのひとつの状態であるうつ病相だけを示す疾病です。エネルギーが枯渇し元気がなくなる状態が数か月持続します。原因が不明である気分障害のひとつとしての内因性うつ病と、心理的原因がはっきりしている反応性うつ病があります。

症状は、精神症状と身体症状とに分けられます。精神症状は、抑うつ気分、悲哀感、意欲減退、精神活動の抑制、思考力・集中力の減退、自信欠如、不安、焦燥、罪責感、無価値感、将来に対する希望のない悲観的な見方、希死念慮などがあります。身体症状は、不眠、食欲減退、性欲減退、易疲労性、全身倦怠、過眠、などがあります。最近10年のあいだに日本では、うつ病の発症が激増しています。

その他の障害

その他の障害として代表的な、アルコール依存症、神経症、人格障害を取り上げます。

アルコール依存症　　アルコールが摂取され脳内に作用すると快感を体験します→その快感を再び得るためにアルコール摂取の欲求が脳内に引き起こされます→アルコールを探索し摂取する行動が起こります→摂取を繰り返すとアルコールに対する耐性のため摂取量や頻度が増します→探索摂取行動が強化されます。この一連の過程が「依存」です。依存には、アルコールを継続的に摂取したいという止みがたい精神的衝動つまり精神依存と、アルコールが生体内に持続的に存在することによって生体がそれに適応している状態の身体依存があります。アルコール依存症と診断されるには、精神依存が必須条件です。

神経症　　統合失調症やうつ病などの内因性精神障害のような病態を示さず、また、てんかんや器質性精神障害のような明らかな身体的原因を含まず、不安、恐怖、強迫、解離、心気などの精神症状から日常生活に困難を呈する病態と考えられています。不安障

害、パニック障害、恐怖状態、急性ストレス反応、外傷後ストレス障害（PTSD: post-traumatic stress disorder）、適応障害、解離性障害、身体化障害、心気障害などがあげられます。

人格障害（パーソナリティー障害）　米国精神医学会のDSM-IV-TR（精神疾患の診断・統計マニュアル）によると「その人の属する文化から期待されるものから著しく偏り広範でかつ柔軟性がなく、青年期もしくは成人期早期に始まり、長期にわたり安定しており、苦痛または障害を引き起こす内的体験および行動の持続的様式である」とされています。この著しく偏った内的体験および行動様式は、認知、感情性、対人関係、衝動の制御のなかの2つ以上の領域に現れるもので、社会的・職業的機能障害を引き起こすとされています。

1・4　高齢者の障害

1・4・1　障害を知る

高齢者の障害とは、加齢による生理的・身体的・精神的機能の変化が原因となる疾患により引き起こされる障害をいいます。

以下に高齢者に多い疾患についてあげます。

これらの疾患をもつ対象者には、音楽活動が可能な状態と不可能な状態とがあります。疾患をよく理解して活動を行います。

循環器系疾患

虚血性心疾患　動脈の狭窄または中断によって血液供給の器質的障害による貧血が心臓で起こることによる心臓の機能障害です。

心不全　血液循環が維持できなくなる心臓の機能的障害で、その結果、組織内にうっ血や浮腫が生じます。

ショック　循環器系でいうショックとは、全身の血行不全が特徴的で、その程度によって組織の細胞に障害が起こってくることです。ショックが遷延すると心血管系それ自体に障害をきたし、死に至ることもあります。

血圧異常　血圧は、血管壁に及ぼす血流の内圧、普通は動脈圧をいい、上腕動脈で測定します。その値は収縮期血圧（最大・最高）と拡張期血圧（最小・最低）で表されます。年齢による変化はあるものの一般成人の正常な平均血圧は、最高120 mmHg/最低80 mmHg です。この範囲以上でも以下でも血圧異常といいます。

不整脈　　心臓の活動の速度、規則性、または順序の異常のすべてを表します。
肺性心　　慢性肺性心は、肺疾患により生じる右心室肥大を特徴とし、主として左心および肺動脈に影響を及ぼします。急性肺性心は、肺塞栓症による右心の拡大および不全を特徴とします。どちらにも共通して独特の心電図上の変化が起こり、後期には通常右心不全が起きます。

呼吸器系疾患

肺炎　　肺実質の炎症で、侵された部分の硬化、肺胞腔に見られる滲出物、炎症細胞、フィブリンを特徴とします。大多数の例は、細菌またはウイルスの感染が原因で起こります。

慢性閉塞性肺疾患（COPD: chronic obstructive pulmonary disease）　　小気管支の永続的あるいは一時的狭窄を示す病気の総称で、努力呼気流が低下し、特に病因やほかのより特異的病名がつけられないものをいいます。

肺がん　　肺に発生する悪性腫瘍（がん）で、呼吸障害、咳、血痰、胸痛などをきたし、しばしば脳・副腎などへ転移します。

気管支喘息　　気管支、細気管支の直径の減少によって特徴づけられる急性または慢性の疾患で、主症状は息苦しさ、喘鳴、咳、発作です。原因は、室内のアレルゲン（かび、花粉、動物のふけ、チリダニ、ゴキブリ抗原）、吸入性刺激物（冷気、たばこの煙、オゾン）、運動、呼吸器感染、心理的ストレスなどがあげられます。

肺結核　　結核菌によって起こる慢性の肺の感染症です。症状は、初めは無自覚ですが、病巣が広がると咳、喀痰、喀血、呼吸促迫、胸痛、などの局所症状、さらにやせ、倦怠、微熱、発汗、食欲不振、脈拍増加などがあげられます。

間質性肺炎（肺線維症）　　間質性とは、炎症性反応が、主として器官の支持線維結合組織または間質に発生することを意味します。この炎症性反応が肺に発生するものを間質性肺炎といいます。

神経系疾患

脳血管障害　　脳血流の供給不全による脳障害の総称です。

慢性・進行性神経変性疾患　　脳神経変性疾患としてアルツハイマー型認知症、大脳半球の多発性脳梗塞の結果として起こる血管性認知症、基底神経節の変性性、血管性、炎症性変化により起こる神経伝達物質ドーパミンの欠乏を原因とするパーキンソン病などがあります。

脊髄疾患　　頚椎の椎間板や関節の変形、脊椎の骨棘、靱帯の石灰化、骨化によって脊髄から出ている神経根が圧迫刺激を受けて痛みやしびれを呈する変形性頚椎症や、腰椎の

椎間板や関節の変形脊椎の骨棘、靱帯の石灰化、骨化によって脊髄から出ている神経根が圧迫刺激を受けて痛みやしびれを呈する変形性腰椎症などが代表です。

内分泌・代謝系疾患・栄養

糖尿病　慢性代謝性疾患の一種で、炭水化物利用が低下し、脂肪および蛋白の利用が亢進するものです。インスリンの相対的あるいは絶対的な欠乏によって生じます。慢性化による合併症には神経障害、網膜症、腎障害、および全身性の大小血管の退行性変化などがあり、感染症にかかりやすくなります。

運動器（筋・骨格）系疾患

骨粗鬆症　骨量の減少または骨格組織の萎縮で、骨質量の減少と骨折罹患率の増加を特徴とする加齢性疾患です。

変形性疾患　脊椎の椎間板や関節の変形、脊椎の骨棘形成、靱帯の石灰化、骨化によって脊髄から出ている神経根が圧迫刺激を受けて痛みやしびれを呈する変形性脊椎症や、関節軟骨の変性、辺縁の骨の骨棘形成などによって関節を動かすと痛みを生じたり、関節の変形をきたす変形性関節症などがあります。

精神系疾患

せん妄　意識の変容した状態で、意識不鮮明、転導性、失見当、思考と記憶の障害、知覚障害（錯覚や幻覚）、著しい過活動、不穏、自律神経系の活動亢進などを特徴としています。

老年期幻覚妄想状態　人格変化は軽度であるのに、幻覚、妄想状態がみられることで、高齢者の精神障害のひとつの特徴的な病型ともいえます。

老年期うつ病　高齢期にきわめて多く見られます。発病にはこの年代にある社会生活上の問題、たとえば定年退職、家庭内不和、近所交際のもつれ、過労、仕事上の失敗などが契機になることが多くあります。特徴的な症状としては、不安感、焦燥感、罪業感があったり、抑うつ気分、抑制症状、不眠、自殺企図などが見られます。身体的な愁訴としては、睡眠障害、食欲不振、頭痛、頭重感、体重低下などを訴えます。また、被害妄想、虚無妄想が見られることもあります。この老年期うつ状態は、病像が複雑で、長引くことが多く見られます。

老年期神経症　高齢期に見られる不安神経症、強迫神経症をいいます。

老年期人格障害　高齢期には、その人本来の性格が誇張されてくることもあり、頑固な傾向、神経症的傾向、猜疑心の強い傾向などが目立ってくることがあり、この状態をいいます。

皮膚疾患

掻痒をきたす疾患　老人性の皮膚のかゆみを呈する症状として皮膚掻痒症、皮膚の乾燥からくる老人性乾皮症があります。

感染性皮膚疾患　感染性皮膚疾患には、カンジダ症、帯状疱疹、疥癬などがあります。

皮膚の腫瘍　皮膚の腫瘍の代表的なものは、悪性黒色腫です。

1・5　高次脳機能障害

1・5・1　障害を知る

　高次脳機能障害とは、外見上は身体的な麻痺が軽度あるいは認められないにもかかわらず、大脳の機能が大きく崩壊している状態です。

　原因としては、硬膜外血腫、硬膜下血腫、脳挫傷、脳内出血、びまん性軸索損傷などの頭部外傷、心筋梗塞、溺水、喘息発作などの低酸素脳症、脳内出血、脳梗塞、くも膜下出血、もやもや病などの脳血管障害、脳炎、エイズ脳症などの感染症、全身性エリテマトーデス、神経ベーチェット病などの自己免疫疾患、アルコール中毒、一酸化炭素中毒、薬物中毒などの中毒疾患、その他多発性硬化症、正常圧水頭症、ビタミン欠乏症、脳腫瘍などさまざまな原因があげられます。

　障害は、視覚・聴覚の感覚機能や四肢の運動機能を除いた大脳機能の障害ということになり、具体的には、失語症、失読・失書、失行症、遂行機能障害、失認症、視空間認知障害、半側身体失認、病態失認、記憶障害、認知症、注意障害、地誌的障害、情動障害があげられます。以下にそれぞれの概要を示します。

　身体障害の対象者に音楽活動を行う場面では、しばしば以下にあげるさまざまな高次脳機能障害をもつ対象者が見られます。その障害が脳のどの部位が障害されたために起こるものなのか、またその障害がどのような状態像を示すのかを理解し、それぞれの障害に無理のない活動を計画することが重要です。

失語症

ブローカ失語　運動性失語。非流暢な発話や復唱障害が主で、聴覚的理解は保たれています。障害部位は、左前頭葉の下前頭回後部です。

ウェルニッケ失語　感覚性失語。流暢ですが、錯語、錯文法、言語理解障害、復唱障害があります。障害部位は、左側頭葉の上側頭回後部です。

全失語　　言語の表出、理解、復唱がすべて重度に障害されています。つまりブローカ＋ウェルニッケ失語ということになります。障害部位は、左前頭葉から左側頭葉まで広範囲にわたります。

　　健忘失語（失名辞失語）　　思ったことを言葉にするのが困難な喚語困難、ものの名称を言うことができない呼称障害、迂遠な言い回しが特徴です。流暢で構音が保たれています。また理解力と復唱力も保たれています。障害部位は、ウェルニッケ野後方です。

　　伝導失語　　音韻性錯語と復唱障害があります。正常な長さの文を話せますし、理解力が保たれています。障害部位は、弓状線維束です。

　　超皮質性運動失語　　著しく自発性が低下しています。しかし復唱能力、理解能力は、保たれています。障害部位は、ブローカ野上方です。

失読・失書

　　純粋失読　　書字は可能ですが、単語や文章が読めない、軽い喚語困難状態です。障害部位は、左後頭葉内側部、脳梁膨大部です。

　　純粋失書　　自発書字の障害です。書き取りの障害、つまり単語も文字も書けません。障害部位は、左上頭頂葉です。

　　失読失書　　失読と失書がひとつの病巣によって同時に障害されています。障害部位は、角回付近です。

失行症

　　観念運動失行　　習慣的動作、つまりバイバイ動作、じゃんけんのグーチョキパーなどが意図的にはできません。また、物品を使用した行為の命令動作ができません。模倣もできません。障害部位は、左頭頂葉です。

　　観念失行　　目的にかなった行為や道具を使用した一連の行為動作ができません。たとえばマッチを擦ってたばこに火をつけること、そのたばこを吸うことができません。障害部位は、左頭頂葉後方領域から後頭葉です。

　　構成失行　　空間的形態・造形の障害です。具体的には、手本を真似した立体的な積み木ができません。また、手指で影絵のキツネの形を作れません。障害部位は、左右両頭頂葉です。

　　着衣失行　　着脱衣の障害です。つまり衣服の着脱の際、前後左右上下裏表を間違えるため、うまく着たり脱いだりできません。障害部位は、右頭頂葉です。

　　肢節運動失行　　過去に習熟した行為ができません。たとえば、ボタンの掛け外しや本のページめくりができません。障害部位は、左右両中心前回前部中央です。

　　口・顔面失行　　舌や唇の運動、嚥下動作、顔の表情を指示通りできません。障害部位

は、左頭頂葉です。

　歩行失行　　歩行が拙劣です。たとえば、歩行開始時に床から足が離れません。障害部位は、両前頭葉内側です。

失認症

　視覚失認　　視覚に異常がないにもかかわらず、見たものを認知識別できない状態です。障害部位は、両後頭葉です。

　視覚性物体失認　　対象物を見ただけでは認知できませんが、触ったり音を聞いたりすれば認知できます。障害部位は、左後頭葉です。

　相貌失認　　よく知っている人物の顔を見ても誰かわからなかったり、鏡に映った自分の顔がわからない状態です。声を聞けばわかります。障害部位は、右側頭葉から後頭葉です。

　色彩失認　　色彩知覚は正常ですが、色の呼称や識別、選択ができない状態です。障害部位は、左後頭葉です。

　聴覚失認　　聴覚に異常がないにもかかわらず、聞いた音の認知識別ができない状態です。障害部位は、左側頭葉上後部です。

　触覚失認　　表在知覚、深部知覚、立体覚に異常はありませんが、物品を手で触れても認知識別ができない状態です。障害部位は、両頭頂葉縁上回です。

　同時失認　　図や写真において細かい部分ごとの認知指摘はできますが、図や写真全体の意味を理解できない状態です。障害部位は、両後頭葉です。

半側視空間失認

　半側空間無視　　障害大脳半球の反対側の外空間に提示された対象を見落とす現象です。具体的には、食事の左半側を食べ残す、歩行時に左側にぶつかる、絵を描くと左側を描かないなどです。障害部位は、右頭頂葉です。

　バリント症候群（注視空間障害）　　「精神性注視麻痺」「視覚性注意障害」「視覚性運動失調」の三徴候を言います。障害部位は、両頭頂葉・後頭葉・側頭葉です。

半側身体失認

　一側身体が存在しない（無視した）ようにふるまう症状です。半側麻痺であるにもかかわらず麻痺の存在を否定する状態です。患側上肢を身体下に敷いてもわからない状態です。障害部位は、右頭頂葉です。

病態失認

　麻痺の存在を否定する症状です。麻痺により歩行できないにもかかわらず「歩ける」と言い張る状態です。障害部位は、右頭頂葉です。

記憶障害

健忘症候群　注意力、知能、言語機能が保たれているのに、記憶障害が著しい症状です。具体的には、日時・場所・人の名前が覚えられないことや、一日のスケジュールがわからない状態です。これには、近時記憶の障害を呈する前向性健忘と、発症以前の記憶の障害を呈する逆行性健忘があります。

コルサコフ症候群　アルコール性の間脳性健忘症候群です。意識障害、眼球運動障害、運動失調の三徴候を認めます。

失名辞　よく知っている人物の顔を見て理解しているにもかかわらず、固有名称を思い出せない状態です。

健忘症候群、コルサコフ症候群、失名辞の障害部位は、側頭葉内側部（海馬）、視床、前脳基底部、パペッツ回路（内側辺縁系回路）です。

認知症

アルツハイマー病　著明な前向性健忘で発症し、進行とともに逆行性健忘、記憶障害を呈します。障害部位は、側頭葉内側部から頭頂葉（大脳後方領域）です。

前頭側頭型認知症　人格変化で発症し、健忘、記憶障害、無関心などを呈します。障害部位は、両前頭葉皮質から側頭葉前方部です。

脳血管性認知症　脳血管障害が原因となる認知症です。障害部位は、大脳全般です。

皮質性・皮質下性認知症　パーキンソン認知症、進行性核上性麻痺性認知症などがあります。障害部位は、大脳全般です。

注意障害

全般性注意障害　全般的に注意力が低下し、精神・心理機能への適切なコントロールが広い範囲にわたって困難な状態です。

容量性注意障害　一度に処理したり操作したりできる情報量が低下した状態です。

選択性注意障害　外部からの無関係な刺激に注意を奪われて目的のことに注意がいかない状態です。

持続性注意障害　注意の集中を持続し続けることが困難な状態です。

全般性注意障害、容量性注意障害、選択性注意障害、持続性注意障害の障害部位は、両前頭葉背側部です。

地誌的障害

地誌的見当識障害　熟知した場所で道に迷う地誌的失認と、白地図に主要都市を定位できない地理的障害があります。

地誌的記憶障害　自宅の間取りを書けなかったり、自宅付近の地図を書けないなどの

状態です。

地誌的見当識障害、地誌的記憶障害の障害部位は、右側頭葉から後頭葉（海馬傍回後部、舌状回前部）です。

情動障害

攻撃性亢進　過剰な感情的反応や攻撃的行動を起こしたり、誘因なく突然に激しい興奮や破壊的行動をとったりします。一定時間持続後、平静に戻ります。障害部位は、両前頭葉眼窩部からヤコブレフ回路です。

破壊行動　自己の欲求が抑えられなかったり、状況に適した行動がとれない状態です。具体的には、突然かみつく、ひっかく、大声で怒る、物を投げるなどの行動を起こします。障害部位は、両側頭葉内側部（辺縁系）です。

感情表現拙劣　生き生きとした感情が伝わってこない状態です。障害部位は、右側頭葉から頭頂葉です。

無気力　周囲の状況に無関心な状態です。障害部位は、両前頭葉背外側部です。

ゲルストマン症候群

手指失認、左右失認、失書、失計算（失算）の4症状を伴った症候群です。障害部位は、左頭頂葉角回です。

前頭葉症候群（遂行機能障害）

遂行機能の障害は、前頭葉が障害されることによって見られます。以下のように障害された部位によって状態像が異なります。

前頭前野（背外側部）　意思発動性、実行機能（判断）、概念の転換、複雑な情報の統合、時間的認知の障害です。

前頭前野（眼窩部）　反応の制御、抑制、特に感情の調節の障害です。

● 文献

1. ステッドマン医学大辞典. 改訂第5版. メジカルビュー社；2002.
2. 三好功峰, 藤縄 昭 編. 精神医学. 医学書院；1985.
3. 米本恭三 監. 最新リハビリテーション医学. 第2版. 医歯薬出版；2010.
4. 新村 出 編. 広辞苑. 第5版. 岩波書店；1998.
5. 日本作業療法士協会. 発達障害. 作業療法学全書 作業治療学3. 改訂第3版. 協同医書出版社；2008.
6. 福田恵美子 編. 発達過程作業療法学. 標準作業療法学 専門分野. 医学書院；2006.
7. 日本作業療法士協会 監. 身体障害. 作業療法学全書 作業治療学1. 改訂第3版. 協同医書出版社；2008.
8. 岩崎テル子 編. 身体機能作業療法学. 標準作業療法学 専門分野. 医学書院；2006.
9. 日本作業療法士協会 監. 精神障害. 作業療法学全書 作業治療学2. 改訂第3版. 協同医書出版社；2008.
10. 小林夏子 編. 精神機能作業療法学. 標準作業療法学 専門分野. 医学書院；2009.
11. 日本作業療法士協会 監. 老年期障害. 作業療法学全書 作業治療学4. 改訂第3版. 協同医書出版社；2008.

12. 松房利憲, 小川恵子 編. 高齢期作業療法学. 標準作業療法学 専門分野. 医学書院; 2004.
13. 日本作業療法士協会 監, 鎌倉矩子 編. 高次神経障害. 作業療法学全書 作業治療学 5. 改訂第 2 版. 協同医書出版社; 2002
14. 石川 斎, 古川 宏 編. 図解作業療法技術ガイド. 第 2 版. 文光堂; 2005.

第2章
障害に応じた音楽活動を考える

前章では障害とそれにより引き起こされるさまざまな状態についてあげましたが、本章ではそれらの障害と状態に対して、音楽活動でアプローチできる活動の種類を関係づけてみます。

発達障害

機能	状態	音楽活動
身体機能	神経筋：筋緊張 　　　　筋力、持久力 姿勢：身体と重力との関係 　　　臥位 　　　座位、立位 運動：粗大、微細、口腔	音楽鑑賞（以下「鑑賞」） 楽器活動、動きを用いた活動（以下「動き」） 動き 鑑賞、歌唱 楽器活動、歌唱、動き 楽器活動、動き、歌唱
感覚・知覚・認知機能	感覚：感覚の経験の運動との連合 知覚：視覚・聴覚・触覚 認知：注意、思考、判断	楽器活動、動き 楽器活動、歌唱 楽器活動、歌唱、動き
情緒・精神・社会機能	情緒の安定性 感情のコントロール 知的発達 動機づけ：意欲、自尊心、自信 コミュニケーション：二者関係、集団関係 社会機能：役割、社会生活技能	楽器活動、歌唱、鑑賞 楽器活動、歌唱 楽器活動、歌唱、動き 楽器活動、歌唱、動き 楽器活動、歌唱、動き 楽器活動、歌唱、動き

身体障害

機能	状態	音楽活動
基本的身体機能 身体運動機能	筋力 関節可動域 筋緊張 目と手の協調性 巧緻性 全身の耐久性：呼吸、循環 発声・発話	楽器活動、動き 楽器活動、動き 鑑賞 楽器活動、動き 楽器活動 歌唱、動き 歌唱
感覚・知覚	表在感覚 深部感覚 複合感覚 視聴覚	楽器活動 楽器活動、動き 楽器活動、動き 楽器活動、歌唱
高次脳機能	認知・行為：失行・失認、見当識 知的機能：記憶力、抽象的思考能力	楽器活動、動き、歌唱 歌唱、鑑賞
心理的側面	意欲 集中力 情緒の安定性	歌唱、楽器活動、動き 楽器活動、動き、歌唱 歌唱、鑑賞、楽器活動
応用的身体機能 動作機能	上肢動作：速さ、フォーム 頸・体幹・下肢動作 両手動作 片手動作 巧緻動作	楽器活動、動き 楽器活動、動き 楽器活動、動き 楽器活動、動き 楽器活動
心理機能	現実検討能力 問題解決能力 心理的耐久性	楽器活動、動き 楽器活動、動き 楽器活動

身体障害			
機能	状態		音楽活動
社会適応機能	身体的：作業遂行能力		楽器活動、動き
	心理的：趣味・嗜好		歌唱、楽器活動、動き、鑑賞
	生きがい・余暇活動		歌唱、楽器活動、動き、鑑賞
	QOL向上		歌唱、楽器活動、動き、鑑賞
	社会的：対人関係		歌唱、楽器活動、動き
	役割遂行		楽器活動、歌唱、動き

精神障害		
全般的精神機能 意識機能 見当識機能	周囲への意識性、明瞭性、覚醒状態	鑑賞、歌唱、楽器活動
	自己、他者、時間周囲環境との関係性	楽器活動、歌唱
知的機能	全認知機能	楽器活動、歌唱、鑑賞
	知的成長的：知的障害、認知症	歌唱、鑑賞
	心理社会的：対人技能	楽器活動、歌唱、動き
	気質と人格：協調性	楽器活動、歌唱、動き
	情緒的安定性	鑑賞
	活力と欲動：動機づけ	歌唱、楽器活動、動き
	睡眠：不眠	鑑賞
個別的精神機能	注意：維持、集中	楽器活動、歌唱、動き
	記憶：記憶再生、想起	歌唱、鑑賞
	情動：情動の適切性	鑑賞、歌唱、楽器活動
	知覚：視覚・聴覚・触覚	鑑賞、楽器活動
	視空間知覚	動き
	思考：速度、目標志向性	楽器活動、歌唱、動き
	高次認知：抽象的思考	鑑賞、楽器活動、歌唱、動き
	言葉関連：話し言葉と書き言葉の統合	歌唱、鑑賞

高齢者の障害		
呼吸器	呼吸器機能の維持・向上	歌唱
神経系–1	脳血管障害による身体機能維持・向上	楽器活動、歌唱、動き
神経系–2	慢性・進行性疾患による身体・精神機能の維持・向上（認知症、パーキンソン病など）	歌唱、鑑賞、楽器活動、動き
精神系	老年期うつ病・神経症に対する症状の改善	鑑賞

高次脳機能障害		
精神機能	記憶	鑑賞、歌唱
	注意	楽器活動、歌唱
	情意（前頭葉症候群など）	鑑賞、歌唱、楽器活動
認知機能	視空間認知（半側空間無視、半側身体失認、病態失認など）	楽器活動、歌唱、動き
	視覚・聴覚・触覚認知	歌唱、楽器活動
	地誌的認知	鑑賞、歌唱
行為機能	運動行為（失語、失読・失書、失行）	動き、楽器活動
	構成（構成失行）	楽器活動、動き

第 3 章
音楽活動を効果的に進めるために
知っておきたい音楽の基礎知識

小学校の音楽の時間に始まり、音楽の決まりごとについては幾度となく学んできました。それでも日常生活には必要がない決まりごとですので、覚えては忘れ、忘れては覚えてが常なのではないでしょうか。そこで復習の意味もかねて音楽を作業活動として使うのに知っておきたいルールを並べてみることにします。

3・1　譜表

　最初は、楽譜です。一般に中心のドの音付近から高い音を記述するト音記号のついた高音部譜表と、中心のドの音付近から低い音を記述するヘ音記号のついた低音部譜表を組み合わせた大譜表、譜表を小節に区切る小節線（縦線）、曲の区切りを示し、同時に小節線の役目を果たす複縦線、曲の終わりを示す終止線からできています。

3・1・1　大譜表

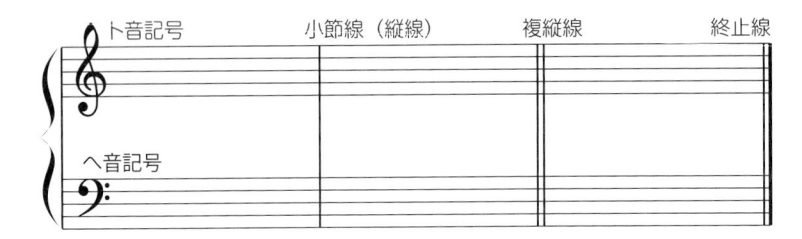

3・2　音の高さ

　次に大譜表に表された音と、ピアノの鍵盤との対応やチェロ、ホルン、トランペット、フルート、バイオリンの音域を見ることにします。

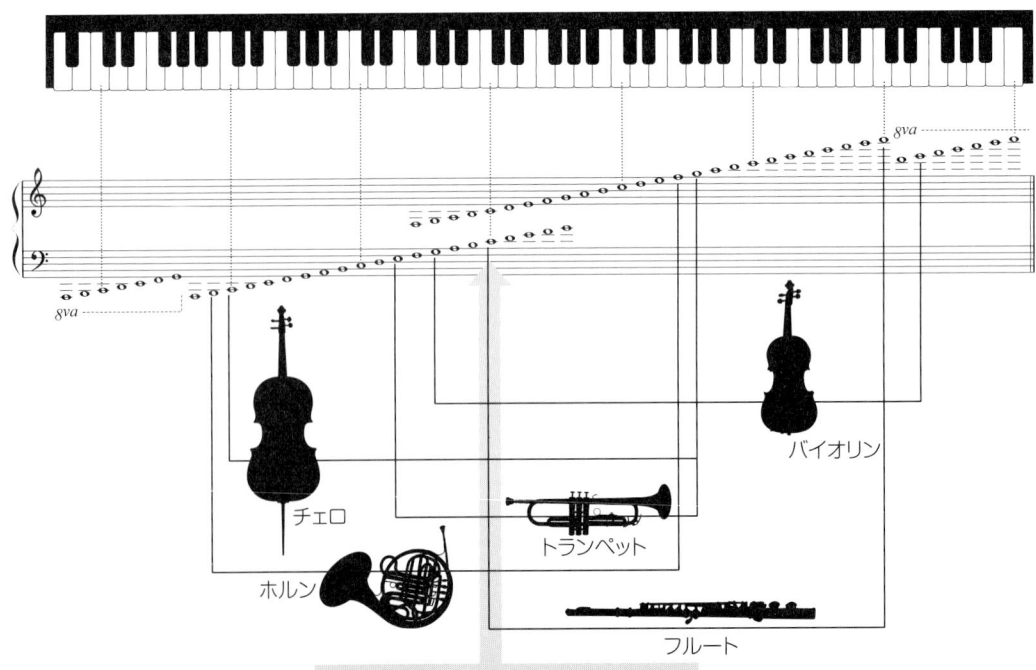

中央下はト音記号、ヘ音記号での表記が上下に離れていますが、実際は大譜表の中央に位置しているのです

3・3 音名

ドレミというように、音にはそれぞれ音の名前がついています。

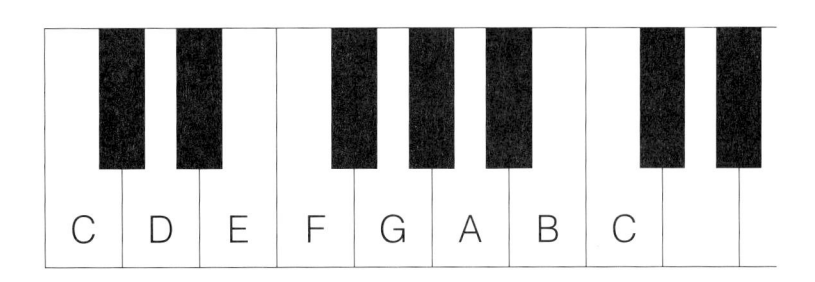

日本	ハ	ニ	ホ	ヘ	ト	イ	ロ	ハ
イタリア	ド	レ	ミ	ファ	ソ	ラ	シ	ド
	Do	Re	Mi	Fa	Sol	La	Si	Do
ドイツ	ツェー	デー	エー	エフ	ゲー	アー	ハー	ツェー
	C	D	E	F	G	A	H	C
イギリス	シー	ディ	イー	エフ	ジー	エー	ビー	シー
アメリカ	シー	ディー	イー	エフ	ジー	エー	ビー	シー
	C	D	E	F	G	A	B	C

3・4 臨時記号

曲の途中で一時的に音の高さを変える記号を臨時記号といいます。

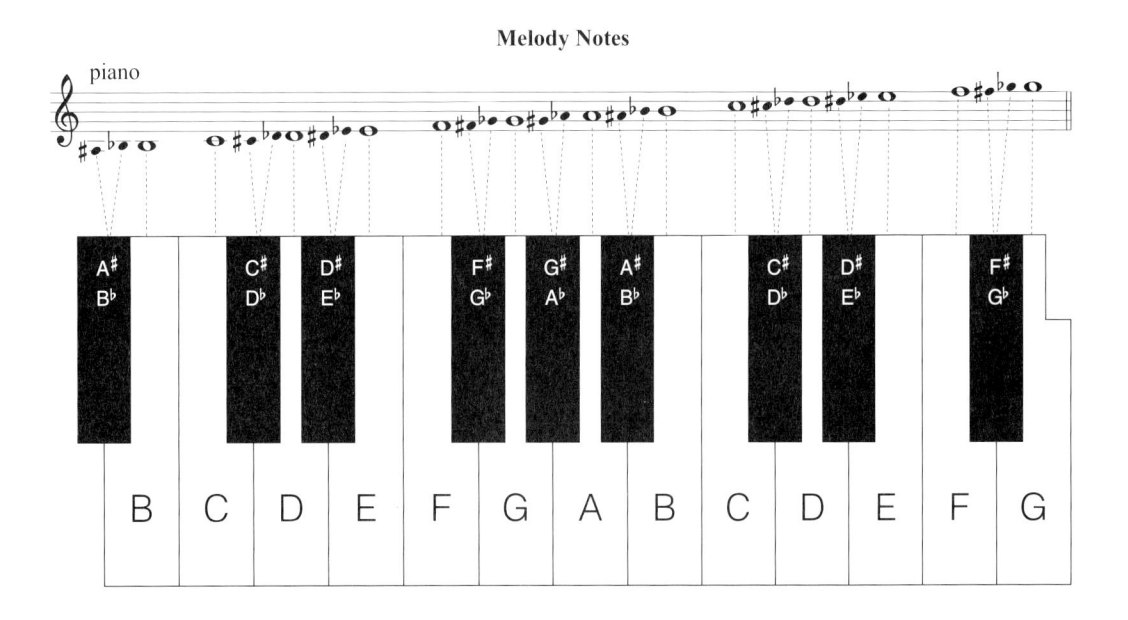

Melody Notes

臨時記号がつくことによって、音の高さが半音または全音変わります。

臨時記号には、以下の5つの種類があります。

記号	名　前	効　果
♯	シャープ	幹音を半音上げる
♭	フラット	幹音を半音下げる
×	ダブルシャープ	幹音を半音2個（全音）上げる
♭♭	ダブルフラット	幹音を半音2個（全音）下げる
♮	ナチュラル	ほかの記号の効果を消し、もとの幹音に戻す

3・5　音程

2つの音の高さの隔たりを、音程といいます。これは「度」という単位で表されます。
2つの音が同じ高さの場合を1度（同度）といい、そこからの隔たりの数を数えて表します。

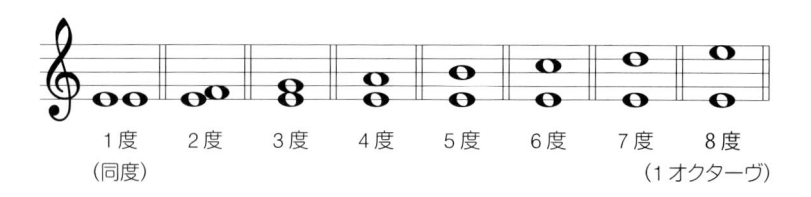

1度　2度　3度　4度　5度　6度　7度　8度
（同度）　　　　　　　　　　　　　　　（1オクターヴ）

3・6　長音階と短音階

全音と半音が次のような配列に構成された7音音階を、自然長音階、自然短音階といいます。

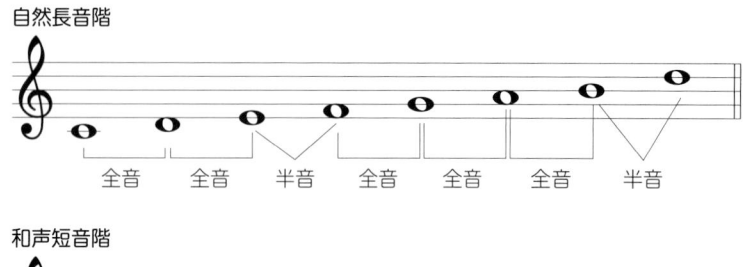

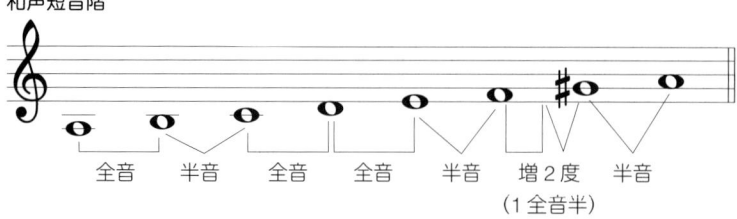

自然長音階

全音　全音　半音　全音　全音　全音　半音

和声短音階

全音　半音　全音　全音　半音　増2度　半音
　　　　　　　　　　　　　　　（1全音半）

3・7 調号（キー）

音階は、いろいろな調（キー）で作ることができます。臨時記号ではなく、音部記号の右側に記される調号で表します。

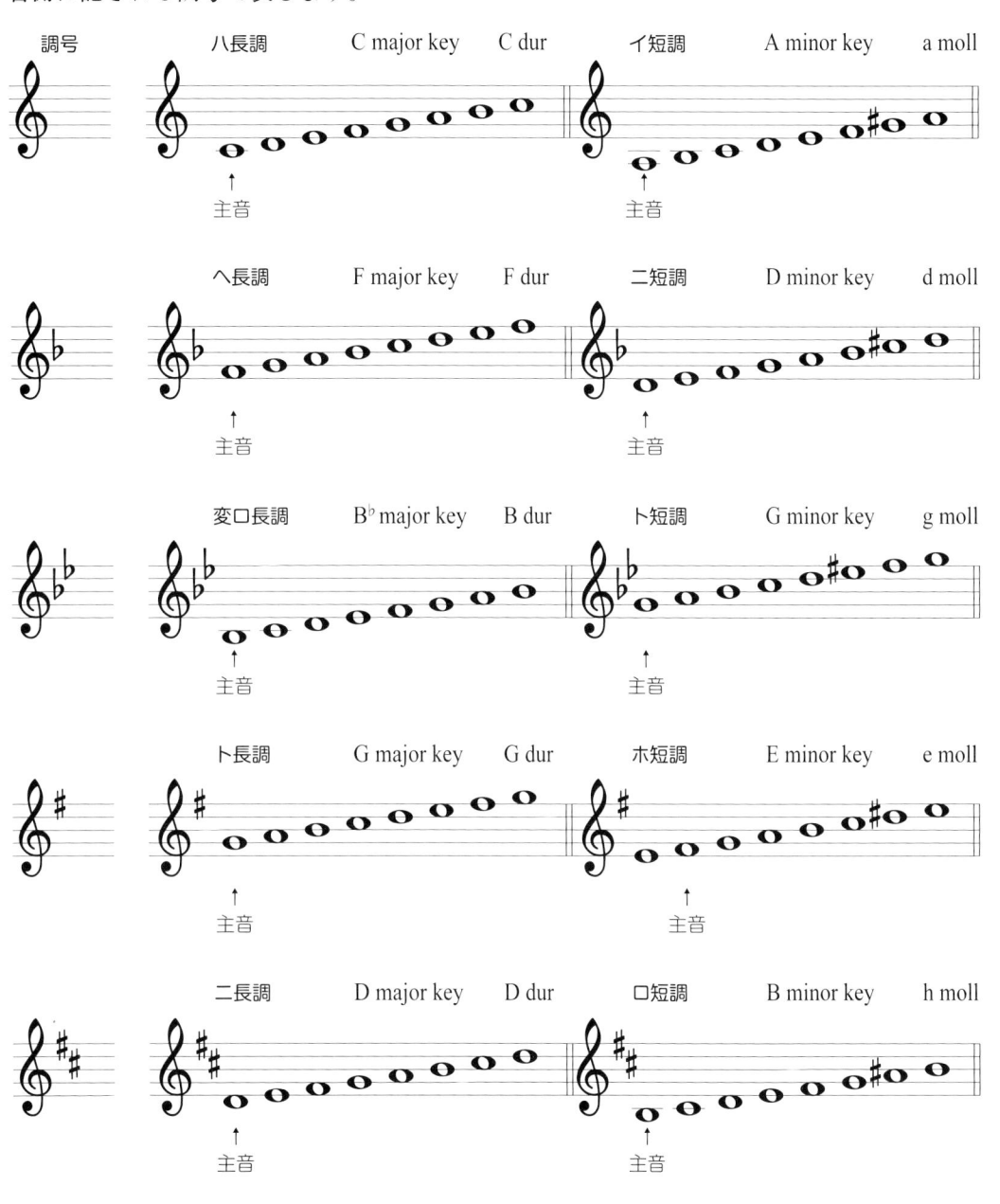

調号　　ハ長調　C major key　C dur　　イ短調　A minor key　a moll

　　　ヘ長調　F major key　F dur　　ニ短調　D minor key　d moll

　　　変ロ長調　B♭ major key　B dur　　ト短調　G minor key　g moll

　　　ト長調　G major key　G dur　　ホ短調　E minor key　e moll

　　　ニ長調　D major key　D dur　　ロ短調　B minor key　h moll

3・8 和音（コード）

高さの異なる2つ以上の音が同時に響くときの、その響きを和音（コード）といいます。

3和音は、ある音の上に3度上の音と、5度上の音を重ねた3音で構成され、3和音（triad　トライアド）といいます。

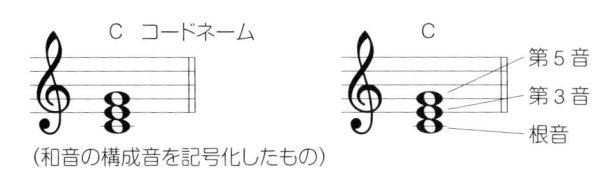

C　コードネーム　　　　　C　　第5音
　　　　　　　　　　　　　　　第3音
（和音の構成音を記号化したもの）　　根音

初めに設定する音を根音といい、3度上の音を第3音、5度上の音を第5音といいます。

長3和音（major chord メジャーコード）
基本形　C　　転回形
短3度
長3度

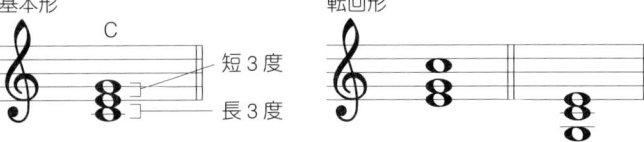

短3和音（minor chord マイナーコード）
基本形　Am　　転回形
長3度
短3度

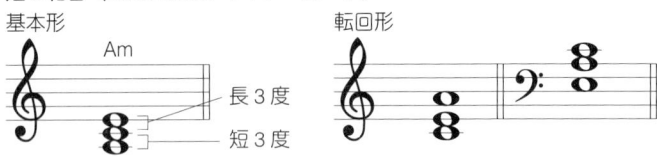

7の和音（seventh（7th）chord セブンス・コード）
G7
第7音
短7度

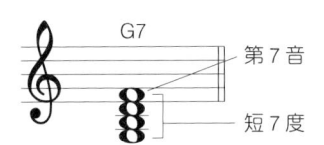

主要3和音（three chord スリーコード）

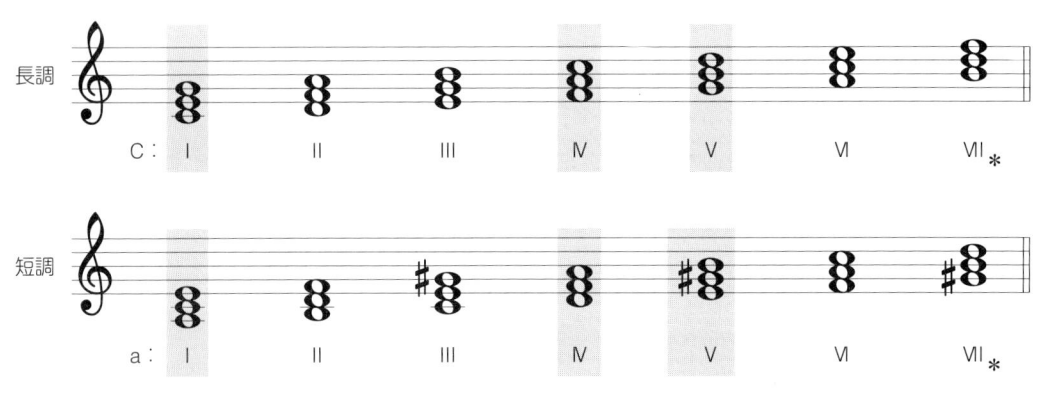

長調　C：Ⅰ　Ⅱ　Ⅲ　Ⅳ　Ⅴ　Ⅵ　Ⅶ＊

短調　a：Ⅰ　Ⅱ　Ⅲ　Ⅳ　Ⅴ　Ⅵ　Ⅶ＊

＊：長調のⅦ，短調（和声短音階）のⅢ，Ⅶは普通使いません。

ローマ数字による和音記号は、常に各調の根音から表記します。

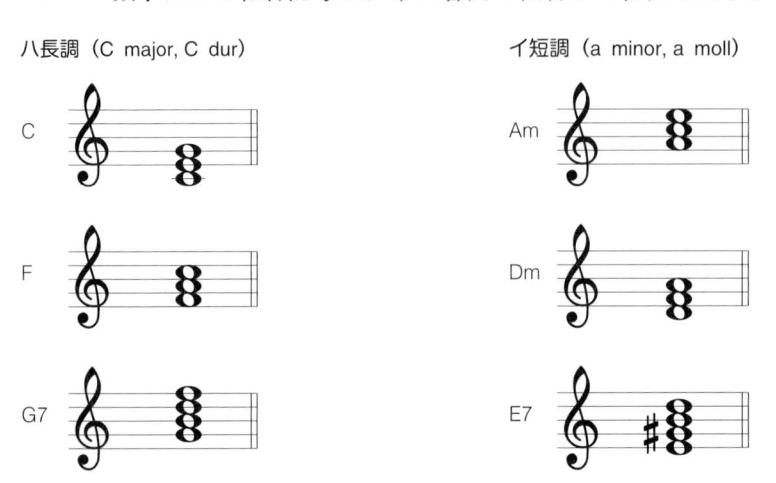

ハ長調（C major, C dur）　　イ短調（a minor, a moll）

C　　　　　　　Am
F　　　　　　　Dm
G7　　　　　　E7

第3章●音楽活動を効果的に進めるために知っておきたい音楽の基礎知識

34

へ長調（F major, F dur）

F

B♭

C7

ト長調（G major, C dur）

G

C

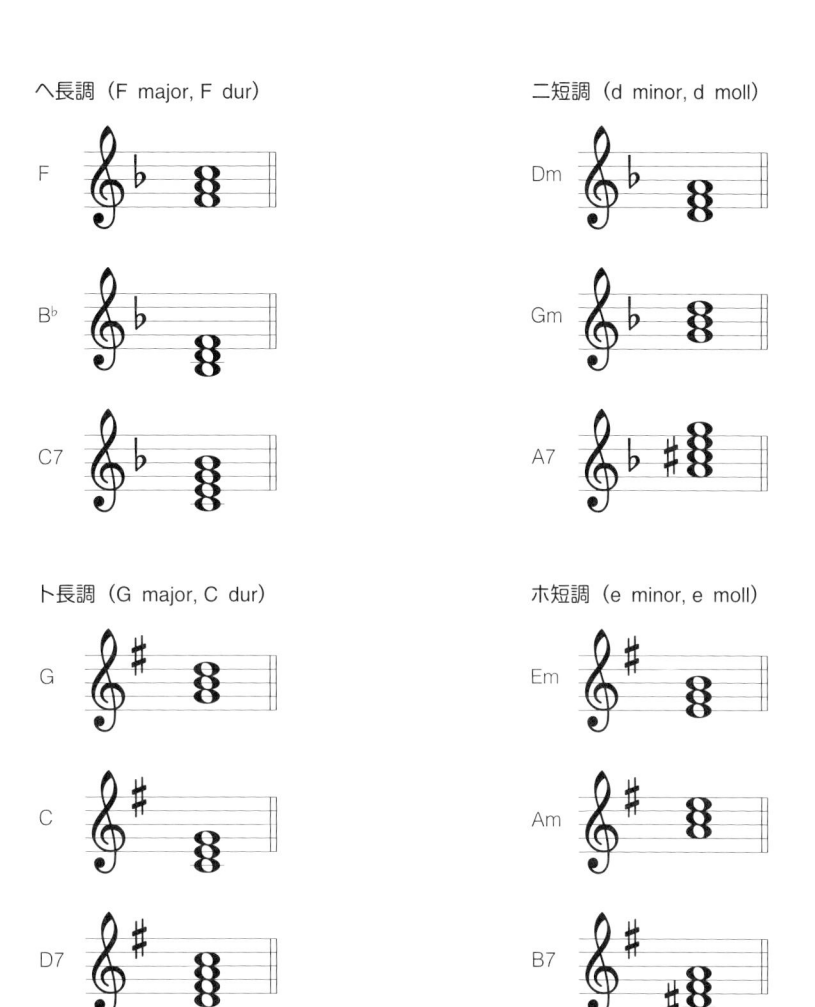

D7

ニ短調（d minor, d moll）

Dm

Gm

A7

ホ短調（e minor, e moll）

Em

Am

B7

3・9　ペンタトニック（五音音階）

ド（C）から始めて完全5度の関係にある音を連続すると、このようになります。

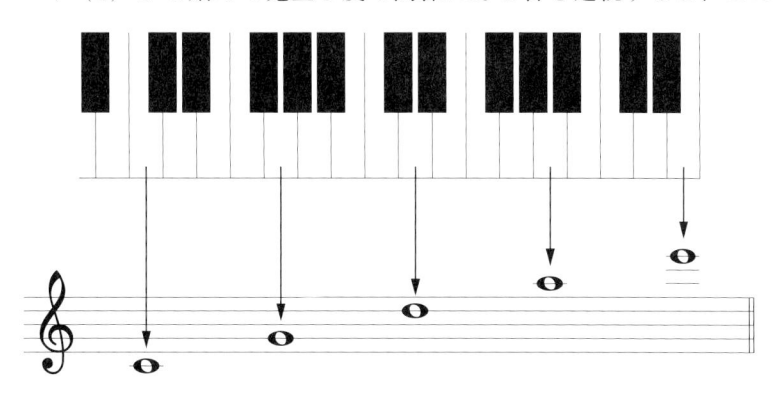

それを1オクターブ内に収めると、以下のようになります。

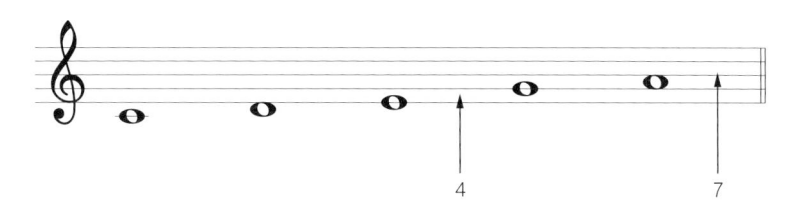

4

7

日本の音階の四七抜き音階は、ペンタトニック（五音音階）です。

童謡や民謡には、この四七抜き音階でできている曲が多くあります。その例をあげてみます。

童謡：「ゆうやけこやけ」「鉄道唱歌」「桃太郎」「茶摘み」など

民謡：「ソーラン節」「花笠音頭」「金比羅船々」「草津節」など

3・10　十二音技法

十二音技法とは、20世紀の前半において調性体系を超えるひとつの新しい技法として展開されたものです。十二音とは、半音階に含まれる12の音（1オクターブ内を半音で数えると12音）です。この12個の音を組織的に平均して用います。このことにより調性または旋法に基づく音楽とは異なる体系を作り出しています。それは組織化された無調音楽といえます。シェーンベルクが創始したものが主流です。

1オクターブは、以下のように12の半音で構成されています。

C	C#/D♭	D	D#/E♭	E	F	F#/G♭	G	G#/A♭	A	A#/B♭	B
0	1	2	3	4	5	6	7	8	9	10	11

3・10・1　作曲技法

① 12×12のマス目を用意します。

② 左側＝P（prime）、右側＝R（retrograde）、上側＝I（inversion）、下側＝RI（retrograde inversion）と命名します。

③ Pのマス目の外側に上から縦に0〜11の数字を好きなように入れる。ただしいちばん上は0とします。

④ Iのマス目はいちばん左が0、順に左から2番目のマス目は対角線上にあるPのマス目の数字と足して12になる数字を入れていきます。

⑤ Rのマス目はPのマス目をスライドさせ、RIのマス目はIのマス目をスライドさせます。

⑥ Pのマス目の0のところに好きな音を1つ入れます。

⑦ Pのマス目の下へ順に0に書いた音からマス目の外に書かれた数だけ上の音、以下

十二音技法

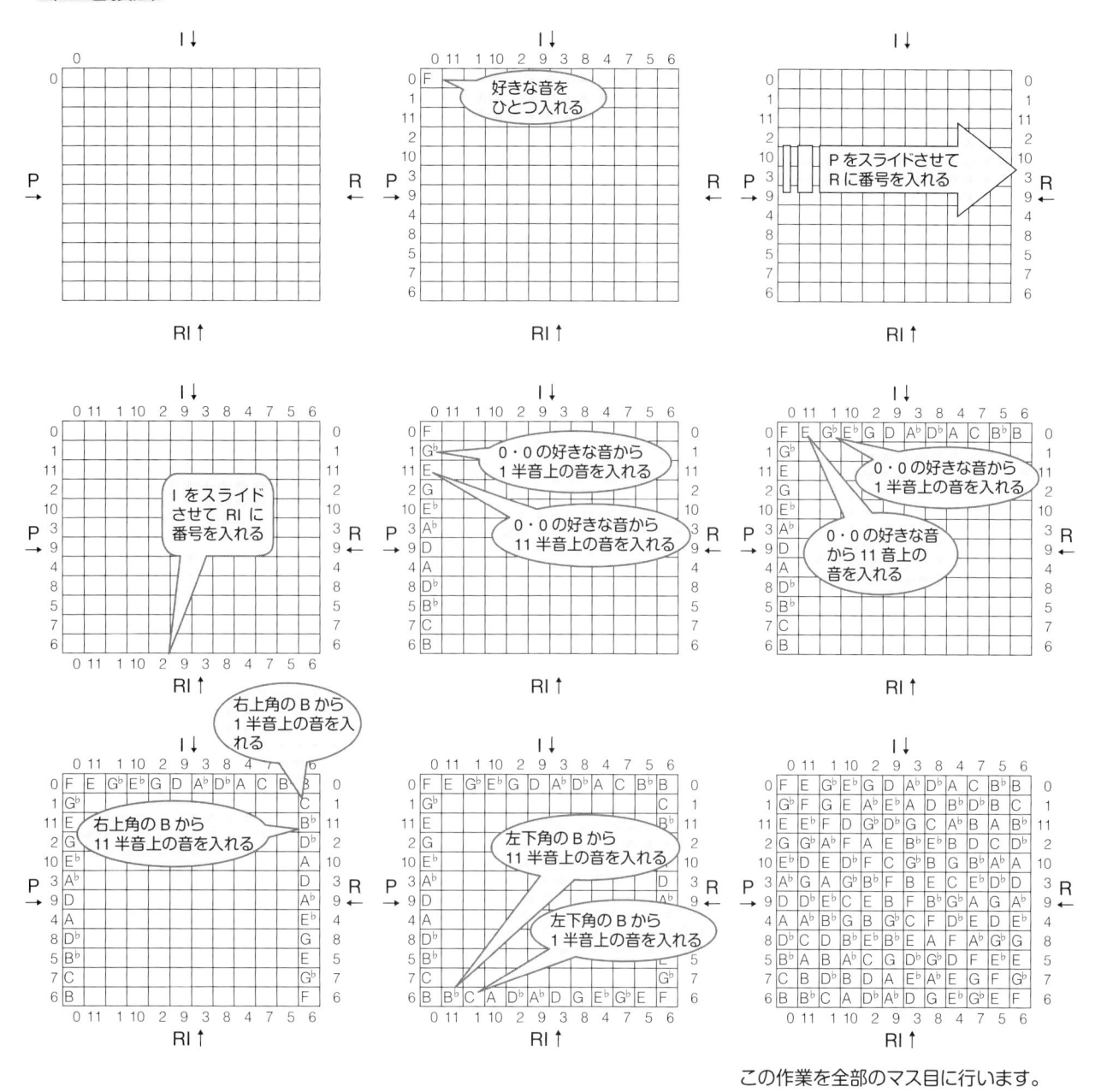

に示すマス目の例でいうと、0の音がFなので、そのすぐ下の数は1と書かれていて、1半音上の音ということになりG♭の音になります。

⑧同様にI、R、RIも行い、同様にマス目全部に入れます。

⑨好きな列を好きなだけ使って順番は変えずに楽譜に音を並べていきます。

⑩好きな列を好きなだけ使って左から右へ順番は変えずに、楽譜にリズムも音の高さも自由に音を並べます。

このように作曲していく十二音技法は、厳密にいうと一定の規則に従って音を並べていく方法ですが、楽譜のいろいろなパートで違う並びの一定の法則に従った音たちが流れているのです。このことは、要するに12半音が入り交ざって鳴っていると考えられ、音階全部の音を好きなときに好きなだけ鳴らしても音楽が作れるという拡大解釈ができるわけです。

3・10・2　音楽活動の種類と使い方

　音楽活動の種類や使い方は、場面、計画立案する人、行う人などによっていくらでも存在し、把握しきれないものです。必要なときには音楽活動のそれぞれの活動について活動分析をしてみるのもひとつの方法だと考えられます。活動分析の方法についても、さまざまな方法があり、何をどう分析するかによって用いる手法を選択する必要があります。しかし、ここでは作業分析という方法をとらずに、歌唱、楽器活動、動きを用いた活動、作曲活動、音楽鑑賞活動の代表的なものを実践に即した形で説明していきます。

3・11　歌唱活動

　音楽活動といえば、まず数人で集まって歌を歌う活動がイメージされることが多いのではないでしょうか。

　確かに歌を歌うという活動は、息を深く吸い、息の続く限り声を出すという心肺機能を向上させるという身体に働きかけると同時に歌詞のもっているメッセージを受け止めて感じるという、感情に働きかける2つの要素を備えています。このように心身の両面にバランスよく働きかけ、しかも治療というより自然な形で楽しみながら行えるのが、歌唱活動の特徴といえます。

　発声機能に障害がない限り、誰もが高価な楽器を買うことなく音楽活動ができます。声は誰もがもっている楽器です。楽な姿勢で楽に出す声がいちばんいい声です。声の向くまま、気の向くまま楽しんで歌うことができればいいのです。声は一人ひとり違います。出る声の高さの幅も違います。そこで誰もが無理なく歌える音の幅は楽しく歌うための条件になります。子どもも大人も全般的に、昔に比べて出る声の高さが低くなってきているようです。大体の目安は、以下に示します。

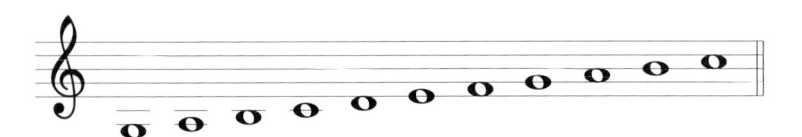

　このようにさまざまな歌唱活動は、対象者の違い、疾患の違い、症状の違いによってどの活動をどのように用いるかということが大切なポイントになってきます。第1章であげた障害から、歌唱活動で働きかけることができると思われる項目を示します。

　発達障害に対しては、**身体機能**として、①姿勢、②運動、**感覚・知覚・認知機能**とし

て、①知覚、②認知、**情緒・精神・社会機能**としては、①情緒の安定性、②感情のコントロール、③知的発達、④動機づけ、⑤コミュニケーション、⑥社会機能の向上に有効に用いることができます。

身体障害に対しては、基本的身体機能障害の**身体運動機能**として、①全身の耐久性、②発声・発話、**感覚・知覚**として、視覚・聴覚、**高次脳機能**として知的機能、**心理的側面**として、①意欲、②集中力、③情緒の安定性、応用的身体機能障害の**心理機能**として、現実検討能力、社会適応機能障害の**心理的効果**として、①趣味・嗜好、②生きがい・余暇活動、③QOLの向上に有効に用いることができます。

精神障害に対しては、全般的精神機能の**意識機能**として、周囲への意識性、明瞭性、覚醒状態、**知的機能**として、①全認知機能、②知的成長機能、③心理社会的機能、④気質と人格、⑤活力と欲動、**個別的精神機能**として、①注意、②記憶、③情動、④思考、⑤高次認知機能の向上に有効に用いることができます。

高齢者の障害に対しては、神経系疾患の、①脳血管障害、②慢性・進行性神経変性疾患、精神系疾患として、①老年期うつ病、②老年期神経症の症状の軽減に有効に用いることができます。

高次脳機能障害に対しては、**精神機能**として、①記憶、②注意、③情意の機能の向上、**認知機能**として、①視空間認知、②視覚・聴覚・触覚認知、③地誌的認知機能の向上に有効に用いることができます。

3・11・1　歌唱

歌唱には、ひとりで歌うことのほかに2人以上で一緒にメロディを歌う斉唱、二部・三部合唱などハーモニーをつけて歌う合唱（コーラス）、同じメロディを1〜2小節ずつずらして歌う輪唱、デュエットソングのように掛け合いで歌うもの、部分的にソロパートを展開して歌うもの、メロディに調和する別のメロディ（オブリガート）を合わせて歌うものなどがあります。

目的

①姿勢保持　　　　　　⑤自発性の向上
②心肺機能の維持・向上　⑥自信の回復
③発声、発語の向上　　　⑦思い出の想起
④リラクセーション

概要

場所：ある程度防音された空調の効いた $6 \times 8\,m^2$ 以上の部屋。

人数：2人以上
必要な道具：歌詞の書いてある模造紙、歌詞集、楽譜集、ピアノ、キーボード、ギター、オートハープなどの伴奏用楽器。
（ア・カペラといって伴奏をつけずに声だけで歌う場合は不要）

進め方

方法
①原則は対面で座ります（円座または扇形）。
②**セラピスト***が季節や行事などを考慮して、あらかじめ全体の選曲をして計画に沿って行います。
②′対象者のリクエストにより選ばれた曲を中心に進行します。
③必ずしも全部の曲に対してでなくてもよいが、曲が終わるごとに曲にまつわる話題、思い出話など語らいの時間をつくります。

留意点
①あらかじめ対象者が把握できている場合は、好みのジャンル、声域、歌いやすいテンポなどを調べておきます。
②歌詞の提示方法は、対象者の状況、活動の目的、伴奏形態などにより変化させます。

観察のポイント
①歌いだす前に、収集した情報から演奏者の説明や、曲にまつわる話題を提示するなどして曲をわかりやすく紹介しながら歌声を引き出します。
②歌わない対象者がいても無理に誘わず、姿勢や表情から聴いて楽しんでいることや、その場の雰囲気を楽しんでいるかもしれないので、表情や身体状態に注意します。

実施上の注意点
身体的：時間経過とともに、姿勢保持、心肺機能に異常がないかをチェックします。
精神的：表情、態度などから参加に無理がないかどうかをチェックします。

評価
身体的：①姿勢保持、②心肺機能、③発声・発語機能
精神的：①リラクセーション、②自発性、③自信、④記憶

応用

治療的応用
①最初の歌（これは全員が知っている季節の歌などを選曲する場合が多い）のときに、希望者に指揮棒を提示して指揮をしてもらう場面を作ります。
②身体的には、声域を広げるために曲のキーを変化させたり、心肺機能を向上させるた

---

*：本書では音楽を治療的に活用する際にその利用者のニーズを評価し、それに対する適切なプログラムを立て、それを実施する中心的な役割を担当する立場の人という意味で「セラピスト」という言葉を使っています。今現在の日本でそうした役割を担える職種としては音楽療法士、作業療法士といった人びとがあげられますが、もちろんこうした評価、プログラム、実施という構造を備えたかたちで実施される音楽療法の担い手は、さらにその範囲が臨床心理士、介護福祉士、看護師、言語聴覚士というように広がっていくことはよいことです。

めに息継ぎの回数を少なくさせます。

③精神的には、自発性を向上させるために歌ったことはないが興味のある曲の練習に誘ったり、自信を回復させるためにできるなら活動場面を録音し、初めて歌ったときと数回後の演奏を聞き比べてもらい支持的な振り返りをします。

実施上の応用

①季節感を味わってもらうために、実物、写真などを用意したり、屋外で歌うようにします。

②日ごろの成果を発表する意味で、舞台で歌う機会をつくります。

3・11・2　カラオケ

現在ではたいへんポピュラーになったカラオケは、一般市民にとってのレクリエーションとして広く活用されていますが、作業活動のひとつとして有意義に活用することができます。

歌いたい曲を選び、画面を見ながら前奏を聴き、歌詞の文字の色の変化とともに歌っていき、歌い終わるとグループメンバーから拍手などのフィードバックを受けることになりますが、そこに治療的意図を盛り込むことで、ただ楽しいばかりでなく身体的にも精神的にも有効な活動とすることができます。

目的

①姿勢保持　　　　　　⑤自発性の向上

②心肺機能の維持・向上　⑥自信の回復

③発声、発語の向上　　　⑦思い出の想起

④リラクセーション

概要

場所：ある程度防音された空調の効いた $6 \times 8 \, m^2$ 以上の部屋。

人数：3〜8人

必要な道具：①カラオケセット、②曲目解説書

進め方

方法

①カラオケディスプレイを前に扇形に座ります。

②メンバーにひとり1曲ずつ歌いたい曲を選んでもらいます。

③話し合って順番を決めます。

④決められた順に歌います。

⑤1曲歌い終わるごとに、曲目や歌唱について感想を語り合います。

- 留意点

①カラオケソフトを準備するとき、対象者の年齢、性別、好みのジャンルなどを調べておきます。
②曲を開始する前に、対象者の声域を把握しておき、カラオケのキーチェンジャーを用いて歌いやすいキーにセットします。
③曲を開始する前に、対象者の歌いやすいテンポを把握しておき、カラオケのテンポ操作キーを用いてセットします。
④用意されているカラオケソフトに収録されている曲目についての解説ができるように、解説書やインターネットから情報を収集しておきます。

- 観察のポイント

①曲を選んでもらうとき、歌いだしを歌って示したり、収集した情報から演奏者の説明をするなどして曲をわかりやすく紹介しながら対象者の表情、口の動きなどから歌いたい曲を引き出します。
②セラピストは、対象者にマイクを差し出しても受け取りたくない表情、態度が見えたら無理に手わたさないで、手の動きを観察していていつでも手わたせるように待機するようにします。
③曲が終わってもすぐに順番を次にまわすのではなく、曲に対する対象者からの発言あるいは発言しようとする動きを待ち、曲を十分味わいましょう。

- 実施上の注意点

身体的：対象者は扇形に座っているその席のままでも、前へ出てきてマイクを持って立っても、振り付けをつけて歌ってもよいのですが、転倒しないように注意しましょう。

精神的：成功体験になるように、マイクのエコーをきかせたり、支持的な声かけをするよう心掛けましょう。

- 評価

身体的：①姿勢保持、②心肺機能、③発声・発語
精神的：①リラクセーション、②自発性、③自信、④記憶

- 応用

- 治療的応用

①身体的には、声域を広げるために曲のキーを変化させたり、心肺機能を向上させるために息継ぎの回数を少なくします。

②精神的には、自発性の向上や自信の回復のために、流行っている曲を練習してレパートリーを増やすよう誘導します。

実施上の応用

①ウオーミングアップとして、メンバー誰もが知っている曲を全員で歌います。

②マイクをリレーのバトンのように送って曲を少しずつ順番に歌います。

③デュエットソングを2つのグループに分かれて交互に歌います。

3・11・3　歌唱＋チャイムバー

　歌唱活動を行う場合、伴奏はピアノまたはキーボードで行う場合がほとんどですが、セラピストの誰もが対象者の様子を観察しながら鍵盤楽器が自在に操れるわけではありません。そこで、次に出てくる楽器活動のなかから特にチャイムバーを伴奏として用いて歌唱活動を行う方法について紹介します。

目的

①姿勢保持　　　　　　　　　　　⑤発声、発語の向上

②関節可動域の維持・向上　　　　⑥注意・集中機能の維持・向上

③上肢動作および両手動作の維持促進　⑦自発性の向上

④心肺機能の維持・向上　　　　　⑧自信の回復

概要

場所：ある程度防音された空調の効いた $6 \times 8 \, m^2$ 以上の部屋。

人数：8〜15人

必要な道具：①各音に色紙で印をつけたチャイムバーセット、②色・記号つき歌詞の書いてある模造紙、歌詞集、楽譜集。

進め方

方法-1（伴奏グループと歌唱グループに分かれます）

①対象者に、伴奏グループと歌唱グループに分かれてもらいます。途中で交代することを条件に、半々になるように分かれてもらいます。

②各グループで、色・記号つき歌詞の用紙を見ながらパート練習をします。

③パート練習ができたら、合わせて完成させます。

④みんなで感想を出し合います。

⑤伴奏グループと歌唱グループを交代します。

⑥各グループでパート練習をします。

⑦パート練習ができたら、合わせて完成させます。

⑧みんなで感想を出し合います。

⑨このようにして、時間があれば2～3曲歌います。

⑩最後に、みんなで全体の感想を出し合います。

方法-2（一人ひとり伴奏しながら歌います）

①対象者に1～2本のチャイムバーを受け持ってもらいます。

②全員で、色・記号つき歌詞の用紙を見ながらパート練習をします。

③パート練習ができたら、チャイムバーを鳴らしながら歌う練習をします。

④③ができたら、完成の演奏をします。

⑤みんなで感想を出し合います。

留意点

①曲の準備をするとき、対象者の年齢幅、性別、好みのジャンルなどを調べ、参加者一人ひとりがどれか一曲は楽しめるように、偏りのない選曲をします。

②あらかじめ対象者の声域を把握し、曲のキーを設定し、必要なチャイムバーを準備します。

③曲のテンポは、歌唱だけのときより遅めに設定し、チャイムバーを鳴らしながら歌うのに無理のないようにします。

観察のポイント

①まず**方法-1**を行い、できばえを観察してから取り組みます。

②チャイムバーを鳴らしながら歌うので、ストレスになっていないかどうかを表情や表現から観察し、対応します。

実施上の注意点

身体的：チャイムバーの長さや重さと、対象者の関節可動域や筋力に無理がないかどうかを観察します。

精神的：表情、態度から参加に無理がないかどうかを観察します。

評価

身体的：①姿勢保持、②上肢機能、③心肺機能、④発声・発語

精神的：①集中、②自発性、③自信、④記憶

応用

治療的応用

①身体的には、上肢の関節可動域の維持・向上のためにチャイムバーの鳴らし方の調整をしたり、筋力の維持・向上のためにチャイムバーの長さや重さの調整をします。

②精神的には、達成感を味わってもらうためにテンポのゆったりしたよく知っている曲

で、技術的には1～2回の練習で完成できるものを選びます。

実施上の応用

①声のウオーミングアップとして、対象者の誰もが知っている曲を歌います。

②チャイムバーのウオーミングアップとして、バーの持ち方、振り方を練習します。

③歌いながら振る練習として、部分練習をします。

3・12　楽器活動

　楽器活動と一口で言っても、楽器の種類が多く、その活動方法は幅広くバラエティに富んでいます。セラピストが、どれほどの楽器をどれほど使いこなせるかによって活動の種類や方法は多種多様なのが現状です。第1章であげた障害から、楽器活動で働きかけることができると思われる項目を示します。

　発達障害に対しては、**身体機能**として、①神経筋、②姿勢、③運動、**感覚・知覚・認知機能**として、①感覚、②知覚、③認知、**情緒・精神・社会機能**として、①情緒の安定性、②感情のコントロール、③知的発達、④動機づけ、⑤コミュニケーション、⑥社会機能の向上に有効に用いることができます。

　身体障害に対しては、基本的身体機能障害の**身体運動機能**として、①筋力、②関節可動域、③目と手の協調性、④巧緻性、⑤運動パターン、⑥反射・反応、⑦全身の耐久性、⑧発声・発話、**感覚・知覚**として、①表在感覚、②深部感覚、③複合感覚、**視覚・聴覚**、**高次脳機能**として、①認知・行為、②知的機能、**心理的側面**として、①意欲、②集中力、③情緒の安定性、応用的身体機能の**動作機能**として、①上肢動作、②頚・体幹動作、③両手動作、④片手動作、⑤巧緻動作、**心理機能**として、①現実検討能力、②問題解決能力、③心理的耐久性、社会適応機能障害の**身体的効果**として、作業遂行能力、**心理的効果**として、①趣味・嗜好、②生きがい・余暇活動、③QOLの向上、**社会的効果**として、役割遂行に有効に用いることができます。

　精神障害に対しては、全般的精神機能の**意識機能**として、①周囲への意識性、②意識の明瞭性、**見当識機能**として自己、他者、時間周囲環境との関係性、**知的機能**として、①知的成長、②心理社会的、③気質と人格、④活力と欲動、**個別的精神機能**として、①注意、②記憶、③情動、④知覚、⑤思考、⑥高次認知の向上に有効に用いることができます。

　高齢者の障害に対しては、神経系疾患の、①脳血管障害、②慢性・進行性神経変性疾患、精神系疾患、③老年期うつ病、④老年期神経症の症状の軽減に有効に用いることができます。

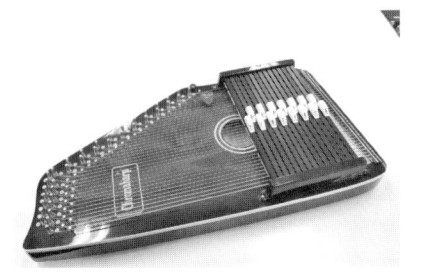

オートハープ：左手でコードボタンを押して、右手で弦を爪弾きます。

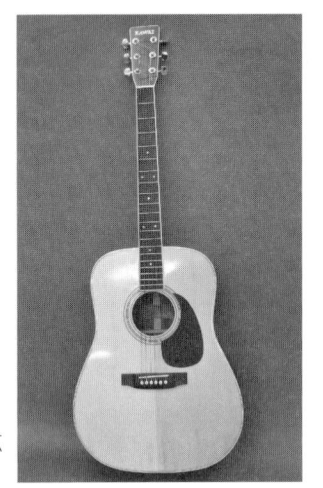

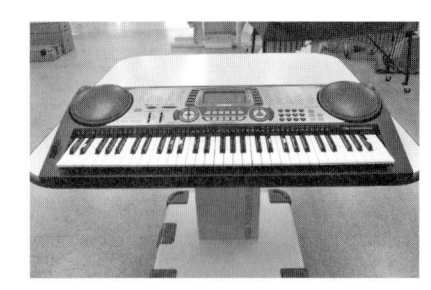

ギター：左指で各コードを押さえ、右手で弦を爪弾きます。

キーボード：ピアノのように弾きますが、本体にはいろいろな機能がついています。

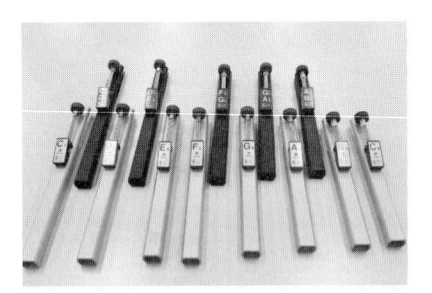

チャイムバー：一本一本がピアノの鍵盤ひとつひとつの音を響かせます。

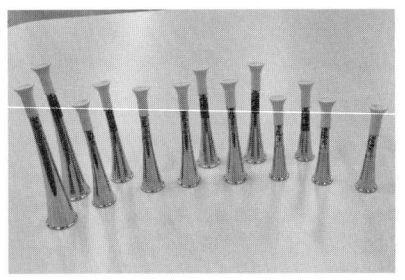

クワイヤーホーン：ひとつひとつが一音一音を響かせます。マウスピースは取り外して洗えます。

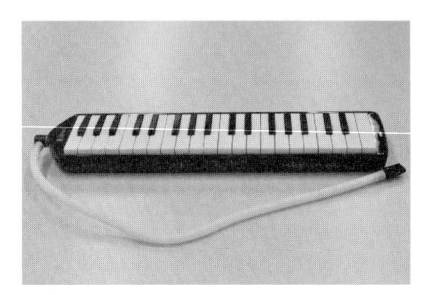

鍵盤ハーモニカ：チューブを口にくわえ、息を吹いて、右手で鍵盤を弾きます。

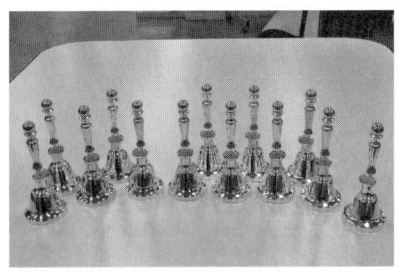

ハンドベル：一本一本がピアノの鍵盤ひとつひとつの音を響かせます。

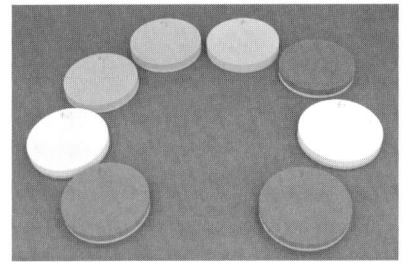

メロディパッド：このパッドに乗ると、左からドレミファソラシドとオクターブの音が鳴ります。

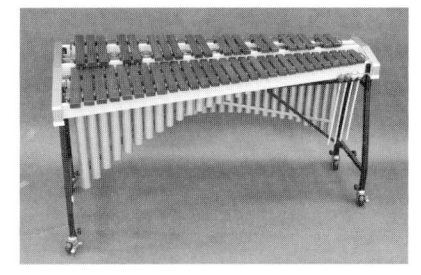

マリンバ：両手にマレット（撥 ばち）を持ち、たたいて鳴らします。

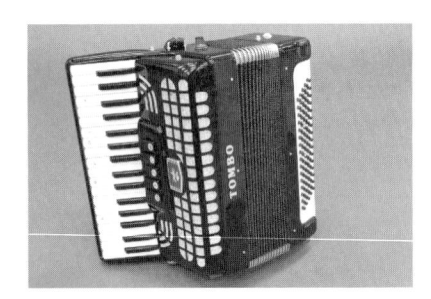

アコーディオン：左手で空気を入れ、コードボタンを操作し、右手で鍵盤を弾いて演奏します。

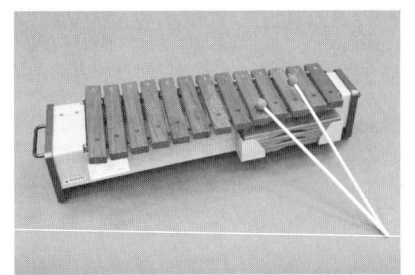

ザイロフォーン：ドイツの作曲家カール・オルフが考案した音楽療法用楽器のひとつ。木琴。右手前にあるのは、差し替え用音板でピアノの黒鍵の音のうちファ♯、シ♭、ミ♭が用意されています（ファをファ♯に差し替えるとト長調の音階になる）、ハ長調以外の音階で演奏できます。

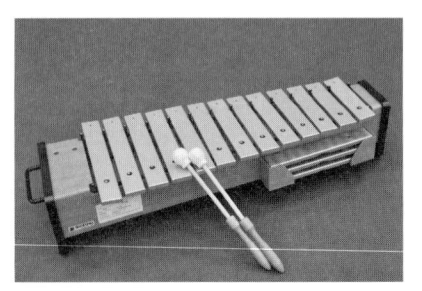

メタルホーン：これもオルフが音楽療法用に考案した楽器のひとつ。鉄琴。右手前にあるのは、ザイロフォーンと同様の音板です。

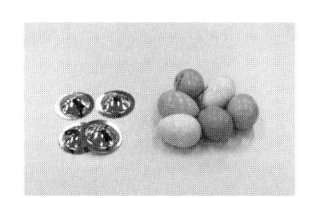

フィンガーシンバル（左）：上部のゴム輪をひとつは親指、もうひとつは中指にはめて打ち合わせて鳴らします。
エッグマラカス（右）：ちょうど卵の大きさと形でできています。掌に握って振って鳴らします。

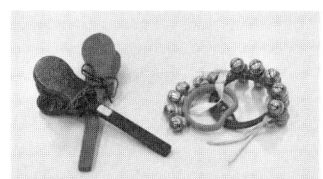

カスタネット（左）：柄の部分を握り振り鳴らします。
鈴（右）：握って振り鳴らします。

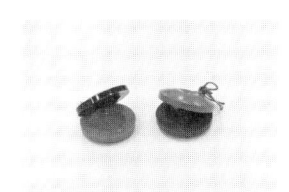

ハンドカスタネット：後方のゴムひもの輪を中指に通して、親指とほかの4本の指で握って鳴らします。

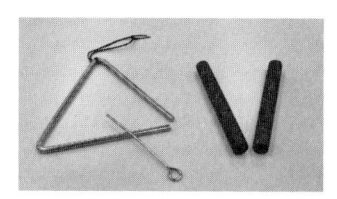

トライアングル（左）：一方の手で三角形の上のひもを持って、もう一方の手で撥を持って打ち鳴らします。
クラベス（右）：両手で持ってたたいて鳴らします。

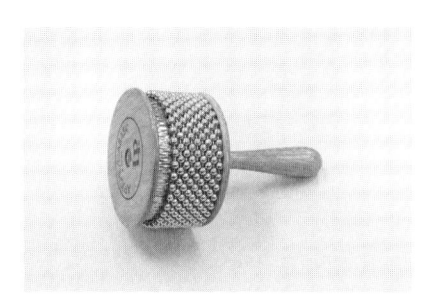

カバサ：ツブツブの部分を一方の掌に乗せ、もう一方の手で柄を握り回転させて鳴らします。

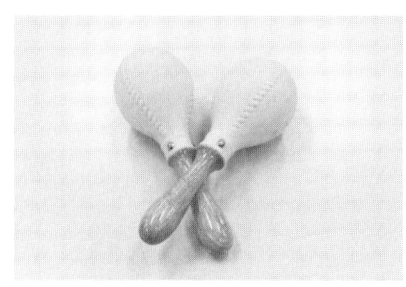

マラカス：両手にひとつずつ持って振り鳴らします。

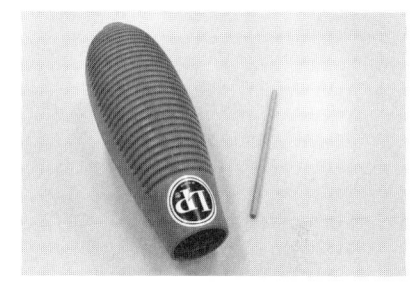

ギロ：片手で本体を持ち、もう一方の手で撥を持って、ギザギザの部分をスライドさせて鳴らします。

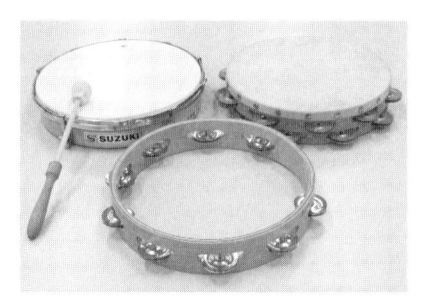

タンバー（左上）：片手で本体を持ち、もう一方の手で撥を持って、たたいて鳴らします。
タンバリン（右上）：片手で振り鳴らしたり、もう一方の手で皮の張ってある表面をたたいて鳴らします。
モンキータンバリン（下中央）：皮が張っていないタンバリンで、振り鳴らします。

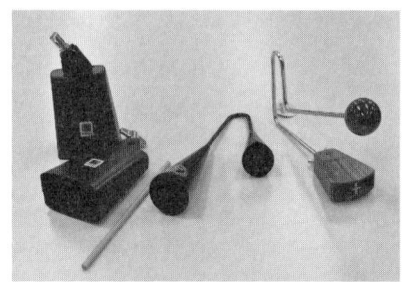

カウベル（左）：片手で本体を持ち、もう一方の手で撥を持って、打ち鳴らします。
アゴゴベル（中央）：向こう側のU字型のところを持って、もう一方の手でベルの部分をたたきます。小さいほうが高い音、大きいほうが低い音を出します。組み合わせて鳴らします。
ビブラスラップ（右）：片方の手でV字型の部分を持ち、もう一方の手で球形の部分をたたいて鳴らします。

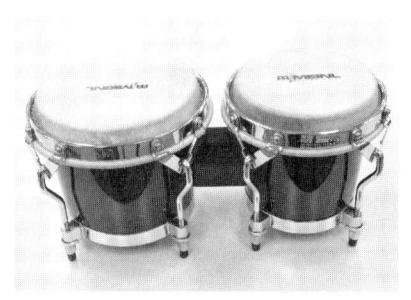

ボンゴ：音程の異なる2つの太鼓を両手で組み合わせてたたいて鳴らします。

3・12 ● 楽器活動

47

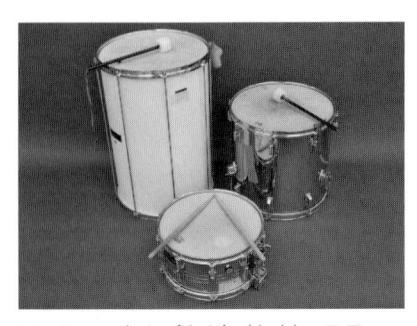

フロアー・トム（タム）（左上）：スティック（撥）でたたいて鳴らします。

トム（タム）（右上）：スティックでたたいて鳴らします。スネアに比べて低い音が出ます。

スネアドラム（中央下）：スティックでたたいて鳴らします。

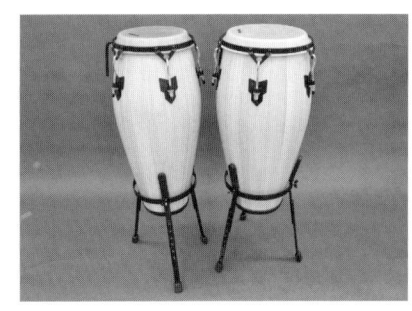

コンガ：音程の異なる2つを両手の掌で組み合わせて打ち鳴らします。

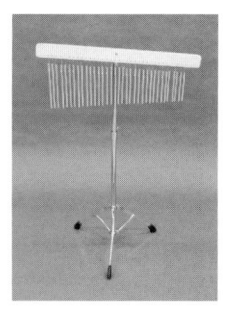

ツリーチャイム：この金属管と同じ素材の撥で端から端までスライドさせて鳴らします。

高次脳機能障害に対しては、精神機能として、①記憶、②注意、③情意、認知機能として、①視空間認知、②視覚・聴覚・触覚認知、行為機能として、①運動行為、②構成機能の向上に有効に用いることができます。

46～48ページに、音楽活動で用いられる楽器と演奏方法を紹介します。

次に、これらの楽器を用いた活動から代表的な活動について説明します。

3・12・1 チャイムバー演奏

チャイムバー活動には、いわゆるハンドベル演奏のような15～16人でいろいろな曲を演奏する方法もありますが、ここでは特に音楽活動で用いられやすい十二音アンサンブル活動、ペンタトニック・アンサンブル活動、コード奏法、ドシラソファミレド奏法について紹介しましょう。

十二音アンサンブル活動は、その成り立ちが十二音技法に由来しているということだけで、チャイムバーの全部の音を即興的に鳴らす方法です。ペンタトニック・アンサンブル活動は、即興演奏や、何かCDを聴きながらそれに合わせてのアンサンブル活動を行うもので、後の2つは主に歌唱活動の際の伴奏楽器としての使い方です。

目的

①姿勢保持　　　　　　　　⑤集中力の向上
②上肢粗大運動　　　　　　⑥自発性の向上
③手指把持力の維持・増強　⑦非言語的コミュニケーション
④協調性の向上　　　　　　⑧自信の回復

概要

場所：ある程度空調の効いた6×8 m^{2}以上の部屋。

人数：5人以上

必要な道具：チャイムバーセット、楽譜集、曲目解説書、メロディ楽器、CD、CDプレーヤー

> 進め方

方法

十二音アンサンブル

この十二音技法活動については、作曲活動のところでも触れますので、「3・14・3 十二音技法によるチャイムバー即興演奏」（p.65）も参考にしてください。

①円になって座ります。
②鍵盤楽器でいう黒鍵も含む全部のチャイムバーの音から好きな音を1〜2本選んでもらいます。
③メトロノームまたはリーダーが示す一定のテンポの流れに乗って、それぞれが好きなところで好きなように音を鳴らします。
④対象者が賛成なら録音します。
⑤録音された偶然にできた即興十二音アンサンブルの曲を鑑賞します。録音できなかった場合は、鳴らしながら味わいます。
⑥感想を語り合います。

ペンタトニック・アンサンブル

①円になって座ります。
②セラピストが用意した、最初から最後まで同一調の（途中転調のない）楽曲のなかから、話し合いにより演奏したい曲目を選んでもらいます。
③演奏する曲の調（キー）に含まれるペンタトニックの5音のチャイムバーから1本ずつ好きな音を選んでもらい配ります。

ペンタトニック音階の例
ハ長調・イ短調：ド、レ、ミ、ソ、ラ
ニ長調・ロ短調：レ、ミ、ファ♯、ラ、シ
ヘ長調・ニ短調：ファ、ソ、ラ、ド、レ

④1音ずつ音出しをして鳴らし方の練習と音の確認をします。
⑤曲に合わせて順番に演奏する、音のキャッチボールをしながら演奏する、それぞれが好きなところで好きなだけ演奏する（音がいくつも重なってもよい）、対象者のなかからリーダーを立てて、誰がどこで鳴らすかの指示を出してもらう演奏（リーダーは適宜交代する）などの方法で楽しみます。
⑥曲目や演奏について感想を語り合います。

コード奏法

このコード奏法については「3・11・3 歌唱＋チャイムバー」（p. 43）も参考にしてください。また「資料4」（p. 112～142）の色記号つき歌詞も参考にしてください。

① 曲のコード（和音）を構成する3～4つの音を1グループとして、主要3和音（Ⅰ度、Ⅳ度、Ⅴ度つまりハ長調でいうドミソ、ファラド、ソシレ）の3グループを作ります。

② 曲のコード進行に合わせて、担当コードグループごとに同時に鳴らす練習をします。これを伴奏に歌を歌います。

③ チャイムバーのコード奏法が完成したら、それを伴奏に歌を歌いながらの練習をします。

④ ③ができたら、完成の演奏をします。

⑤ 曲目や演奏について感想を語り合います。

ドシラソファミレド奏法

ハ長調を例にとって説明しましょう。

① ひとりずつドシラソファミレドの1～2音を受け持ちます。

② いろいろなリズムでドシラソファミレドがタイミングよく鳴らせるように練習します。

③ ドシラソファミレド奏法用に準備された歌詞カード（または模造紙に書かれたもの、色記号つき歌詞参照）を見ながら、それぞれ担当した音をタイミングよく鳴らす練習をします。

④ 次に歌いながらの練習をします。

⑤ ④ができたら、完成の演奏をします。

⑥ 曲目や演奏について感想を語り合います。

留意点

以下の留意点は、十二音アンサンブル活動を除いた活動に適応しています。

① チャイムバーを準備するとき、対象者の年齢、性別、好みのジャンルなどを調べておくとともに、曲の難易度、演奏方法を考えておきます。

② チャイムバーを配る前に、対象者を把握するとともに、チャイムバーの条件についても吟味します（出現率の高い音、間違えても目立たない音、大きくて重い低い音のチャイムバー、小さくて軽い高い音のチャイムバーなど）。

③ 曲目についての解説ができるように、解説書やインターネットから情報を収集しておきます。

観察のポイント

①美しい音の出るように、チャイムバーを正しく操作しているかどうかをチェックし、必要があれば正しい操作方法を練習しましょう。同時に、対象者に無理のないチャイムバーかどうかを観察します。

②対象者の表情や鳴らし方から、無理のないチャイムバーかどうかを観察し、必要ならチャイムバーの交換をします。

③仕上げの最終演奏の後、十分余韻を味わいながら対象者からの発言あるいは発言しようとしている動きを待ちます。

実施上の注意点、評価、応用については「3・11・3 歌唱＋チャイムバー」（p. 43）の項を参照してください。

3・12・2　太鼓演奏

一口に太鼓の活動といっても、和太鼓、ジャンベ、音階ドラムなどさまざまな楽器構成での活動があります。また同一な種類の楽器（太鼓）をそれぞれが1つまたは2つ以上を操作して練習に練習を重ねて行うものから、その場にある楽器（太鼓）を集めてきて即興的に楽しむものまでさまざまな方法があります。また、特別な技術がなくてもたたけば音が出る楽器なので誰にでも楽しめます。

ここでは、その場にある楽器（太鼓）を持ち寄って即興的に楽しむ方法について提示してみます。

目的

①上肢粗大運動　　④姿勢保持
②関節可動域拡大　⑤非言語的コミュニケーション
③目と手の協調　　⑥協調性の向上

概要

場所：ある程度防音された空調の効いた $6 \times 8 \mathrm{m}^2$ 以上の部屋。

人数：5〜15人

必要な道具：

①太鼓（和太鼓、ドラム、ジャンベ、手づくり太鼓など。同種類の太鼓がそろっている場合も異種類の楽器を寄せ集めている場合もあると思います）

②CD（太鼓演奏に適した曲のもの。たとえば盆踊りで用いられる民謡、ラテン音楽、行進曲で用いられる曲など）

③CDプレーヤー

進め方

方法
①原則は対面で座ります（円座または扇形）。
②中心に太鼓を置き、対象者に好きなものを選んでもらいます。
③対象者に太鼓をたたくための曲を選んでもらいます（このとき、一人ひとり好みのジャンルが違うようだったら順番に取り入れるようにプログラムします）。
④治療目的や対象者の希望、対象者のできる力に応じてたたき方を計画します。
⑤CDに合わせて、計画されたたたき方で練習の演奏をします。
⑥もう一度完成の演奏をします。
⑦曲や演奏について感想を語り合います。

留意点
①太鼓は値段が高い楽器なので、工夫をして手作りすることもお勧めします（薬の缶の太鼓、ゴミバケツとガムテープで作る太鼓など）。
②素手でたたく太鼓と、撥（ばち）を用いてたたく太鼓があり、手作りする場合の撥には百円ショップで売っているめん棒をお勧めします。
③あらかじめ対象者が把握できている場合は、素手でたたくか撥でたたくか、好みのジャンルなどを調べておきます。

観察のポイント
①対象者にとって太鼓を素手でたたくか、撥でたたくかのどちらが治療的かを判断して選びます。
②しかし、治療的判断ばかりではなく、対象者の好みを大切にします。

実施上の注意点

身体的：
①全身運動なので、対象者の身体耐久性、疲労の度合いなどに注意して行いましょう。
②撥を持つのに必要ならば自助具も考えましょう。

精神的：注意集中を要する活動なので、続けて5分以上にならないよう適宜休憩を入れましょう。

評価

身体的：①上肢粗大運動、②関節可動域拡大、③目と手の協調、④姿勢保持
精神的：①非言語的コミュニケーション、②協調性の向上

応用

治療的応用

①関節可動域の拡大のために、太鼓の位置を変化させます。

②目と手の協調の練習として片手ずつ練習することが効果的な場合もあります。

③非言語的コミュニケーションや協調性の向上のために、2つのグループに分かれて交互にたたく方法で太鼓での対話を試みます。

実施上の応用

①慣れてきたら順次高度なテクニックを必要とする演奏方法を学ぶため、DVD鑑賞を取り入れます。

②グループの希望があれば、全員でたたき方を話し合って創作してみましょう。

③時には、成果発表の機会をつくり舞台での演奏会を計画しましょう。

3・12・3　バンド

バンド活動は、メロディ楽器にマラカス、タンバリンなどの打楽器を入れて行います。中心にギター、キーボードなどのメロディ楽器を入れて演奏する場合と、CDに合わせてさまざまな打楽器を思い思いに演奏する方法があります。

目的

①上肢粗大運動　　　⑤姿勢保持

②関節可動域拡大　　⑥非言語的コミュニケーション

③手指運動　　　　　⑦協調性の向上

④目と手の協調

概要

場所：ある程度防音された空調の効いた6×8 m² 以上の部屋。

人数：5～15人

必要な道具：

①ドラムス、シンバル、ツリーチャイム、ボンゴ、コンガ、ジャンベ、マラカス、ウッドブロック、クラベス、ギロ、カバサ、タンバリン、トライアングル、カスタネット、エッグマラカス、フィンガーシンバル、鈴、手づくり太鼓、ギター、オートハープ、キーボード、マリンバ、鉄琴、ザイロホーン、メタルホーン、サウンドブロック

②バンド用楽譜（メロディ楽器を中心に行う場合）

③CD（太鼓演奏に適した曲のもの。たとえば盆踊りで用いられる民謡、ラテン音楽、行進曲で用いられる曲など）

④CDプレーヤー

進め方

方法

①原則は対面で座ります（円座または扇形）。

②中心にドラムスをはじめ打楽器を置き、対象者に好きなものを選んでもらいます。

③対象者にバンド活動を行うための曲を選んでもらいます（このとき、一人ひとり好みのジャンルが違うようでしたら順番に取り入れるようにプログラムします）。

④治療目的や対象者の希望、対象者のできる力に応じて楽器選びや演奏方法を計画します。

⑤メロディ楽器を中心にする場合は、それぞれの演奏方法を話し合い、パート練習をします。

⑤′CDに合わせて行う場合は、演奏方法を話し合い、パート練習をします。

⑥全体で合わせての練習をします。もう一度完成の演奏をします。

⑦再度完成の演奏をします。

⑧曲や演奏について感想を語り合います。

留意点

①打楽器は値段の高いものからそうでないものまでさまざまですが、工夫をして手作りすることもお勧めします（ペットボトルのマラカス、薬の缶の太鼓、ゴミバケツとガムテープで作る太鼓など）。

②手作り打楽器は、500 mLのペットボトルの中に豆、木の実、貝殻などを入れてマラカスを作るほか、百円ショップで売っているもので作ることをお勧めします。

③あらかじめ対象者が把握できている場合は、好みの楽器や好みのジャンルなどを調べておきます。

観察のポイント

①対象者に対して、どのような打楽器が治療的かを判断して選びます。

②しかし、治療的判断ばかりではなく、対象者の好みを大切にします。

実施上の注意点

身体的：

①全身運動なので、対象者の身体耐久性、疲労の度合いなどに注意して行いましょう。

②楽器によっては必要ならば自助具も考えましょう。

精神的：注意集中を要する活動なので、続けて5分以上にならないよう適宜休憩を入れましょう。

📝 評価

身体的：①上肢粗大運動、②関節可動域拡大、③手指運動、④目と手の協調、⑤姿勢保持

精神的：①非言語的コミュニケーション、②協調性の向上

📝 応用

治療的応用

①関節可動域の拡大のために、打楽器の位置を変化させます。

②目と手の協調の練習として片手練習することが効果的な場合もあります。

③非言語的コミュニケーションや協調性の向上のために、同種類の楽器のグループに分かれて交代で演奏する方法で対話を試みます。

実施上の応用

①慣れてきたら順次高度なテクニックを必要とする演奏方法を学ぶため、パート練習の割合を多くします。

②グループの希望があれば、全員でたたき方を話し合って創作してみましょう。

③時には、成果発表の機会をつくり舞台での演奏会を計画しましょう。

3・13　動きを用いた活動

　音楽は動きを誘発しますし、動きにはリズムがあるので、それだけでリズム音楽だということができます。人は音楽を聴くと自然に体のどこかを動かしてリズムを取っていたり、作業をしているときなどは音楽に合わせて手を動かしていたりします。このように音楽と動きは切り離せないものなのです。

　音楽に反応して動くという活動には、日本の盆踊りをはじめ、フォークダンス、社交ダンス、エアロビクスなど、あげればきりがないほど浮かんできます。

　第1章であげた障害から、動きを用いた活動で働きかけることができると思われる項目を示します。

　発達障害に対しては、**身体機能**として、①神経筋、②姿勢、③運動、**感覚・知覚・認知機能**として、①感覚、②認知、**情緒・精神・社会機能**として、①知的発達、②動機づけ、③コミュニケーション、④社会機能の向上に有効に用いることができます。

　身体障害に対しては、基本的身体機能障害の**身体運動機能**として、①筋力、②関節可動域、③筋緊張、④目と手の協調性、⑤運動パターン、⑥反射・反応、⑦全身の耐久性、**感覚・知覚**として、①深部感覚、②複合感覚、**高次脳機能**として、認知・行為、**心理的側面**

として、①意欲、②集中力、応用的身体機能障害の**動作機能**として、①上肢動作、②頸・体幹下肢動作、③両手動作、④片手動作、社会適応機能障害の**身体的効果**として、作業遂行能力、**心理的効果**として、①趣味・嗜好、②生きがい・余暇活動、③QOLの向上、**社会的効果**として、①対人関係、②役割遂行機能の向上に有効に用いることができます。

精神障害に対しては、全般的精神機能の**知的機能**として、①知的成長、②心理社会的、③気質と人格、④活力と欲動、**個別的精神機能**として、①注意、②知覚、③思考、④高次認知の向上に有効に用いることができます。

高齢者の障害に対しては、神経系疾患として、①脳血管障害、②慢性・進行性神経変性疾患に、有効に用いることができます。

高次脳機能障害に対しては、**認知機能**として、視空間認知、**行為機能**として、①運動行為、②構成機能の向上に有効に用いることができます。

ここでは、特に歌体操・手話体操、盆踊り・ダンス・エアロビクス、小道具を用いたダンスについて提示しましょう。

3・13・1　歌体操、手話体操

目的

①上肢関節可動域の維持・拡大　⑤姿勢保持
②上肢筋力の維持・増強　⑥心肺機能の維持・向上
③手指運動　⑦コミュニケーションの促進
④目と手の協調

概要

場所：ある程度防音された空調の効いた $6 \times 8 \, m^2$ 以上の部屋。

人数：5〜15人

必要な道具：

①歌の本

②手話の本（手話体操のとき）

③模造紙、マジック（必要ならば対象者に見えるように貼りだすため）

進め方

方法

①対面で両手を開いても隣の人とぶつからないように座ります（円座または扇形）。
②歌の本から対象者が歌詞を見ないでも歌えるような曲を話し合って決めます。
③決めた歌の歌詞に合うように話し合って体操を考えます。

③′手話体操では、手話の本を参考に体操を考えます。
④歌を一節ずつに区切って体操をしながら歌う練習をします。
⑤通して体操をしながら歌う練習をします。
⑥完成の歌体操をします。
⑦感想を語り合います。

留意点

①歌体操・手話体操は、歌いながら行うため動作はゆっくり行えるように考える必要があります。
②対象者が把握できている場合は、そこに集まる誰もが知っている歌でテンポのゆっくりした歌をいくつか用意しておきましょう。

観察のポイント

①体操を創作するときには、動き方が難しすぎないかをチェックしましょう。
②対象者によってはどちらかひとつの活動（歌か体操か、歌か手話か）での参加から始めたほうがよい場合は、そのようにしましょう。

実施上の注意点

身体的：対象者の全身状態に無理がないかに注意を払いましょう。
精神的：歌いながら体操をするので、難しすぎないかどうかを表情や動作から観察しましょう。

評価

身体的：①上肢関節可動域の維持・向上、②上肢筋力の維持・増強、③手指運動、④目と手の協調、⑤姿勢保持、⑥心肺機能の維持・向上
精神的：コミュニケーションの促進

応用

治療的応用

①歌いながら体操をするのが難しそうならば、CDを聴きながらみんなで考えた体操をすることもよい方法です。
②対象者を2つのグループに分けて、歌うグループと体操グループに分けた活動にする方法もあります。

実施上の応用

歌選び、体操創作、部分練習、全体練習という要素を2〜4回に分けて少しずつ進める方法で無理のない活動にしましょう。

3・13・2　盆踊り、ダンス、エアロビクス

目的

①リズミカルな全身運動の維持・向上　　④集中力を養う。

②上・下肢関節可動域の維持・拡大　　　⑤コミュニケーションの促進

③上・下肢筋力の維持・増強

概要

場所：空調の効いた $10 \times 15 \text{ m}^2$ 以上の部屋。

人数：10～30 人

必要な道具：①盆踊り、ダンス、エアロビクス用の CD、② CD プレーヤー

進め方

方法

①椅子座位で、何を踊るか、どのような曲を使うかを話し合って決めます。

②身体的に問題がなければ立位で、転倒のリスクが考えられる場合は、車椅子または椅子座位で行う準備をします。

③音楽をかけずに振り付けの一パターンずつをゆっくり練習します。

④パターンの一区切りが完成したら、音楽をかけて練習します。

⑤③～④を繰り返して、一通りの振り付けが完成したら、音楽をかけて全体の練習をします。

⑥最後に仕上げのパフォーマンスを行います。

留意点

①テンポの遅めな曲を選びます。

②それぞれの踊りにつけられた振り付けをそのまま使える場合と、パターン数を少なくしたり、動きを複雑でない振り付けにアレンジしたほうがよい場合があります。

観察のポイント

①振り付けが身体バランスを悪くしたり、転倒の危険がないかどうかをチェックしましょう。

②振り付けが難しすぎないかどうかチェックしましょう。

③精神的に必要以上の高揚感が見られないか注意しましょう。

実施上の注意点

身体的：

①全身運動なので、対象者の身体耐久性、立位バランス、疲労の度合いなどバイタルサ

インに注意して行いましょう。

②転倒のリスクが考えられる場合は、無理をせずに車椅子ダンス、椅子座位でのダンス（チェアダンス）へプログラムの変更をしましょう。

精神的：

①注意集中を要する活動なので、連続3～5分を目安に活動しましょう。

②感覚、認知など複合的な知覚を必要とする活動なので、心身の疲労の度合いに注意して、適宜休憩を取るよう心掛けましょう。

③曲によっては高揚するので、精神的テンションを考慮して1～2分、2～3分活動したところで対象者の状態を観察しましょう。

評価

身体的：①上・下肢粗大運動、②上・下肢複雑動作、③関節可動域拡大、④目と上・下肢の協調、⑤姿勢バランス

精神的：①集中力の向上、②非言語的コミュニケーションの促進

応用

治療的応用

①上・下肢粗大運動から上・下肢複雑動作へと段階づけるために、用いる音楽の種類、音楽の長さ、テンポなどを考えて提示しましょう。

②障害に応じて、用いる音楽の振り付けを動きやすくなるように変更しましょう（例：一般の振り付けを倍の音楽の長さを使って割り振る）。

③障害に応じて、用いる音楽のテンポを遅くする工夫をしましょう（例：ヤマハ「伴奏くん」を用いてテンポを遅くする）。

実施上の応用

①たとえば盆踊り大会、ダンスパーティなど目的をもった活動として期限を決めて行うことも動機づけになります。

②活動を重ねた結果レパートリーがまとまったら、発表会を計画しましょう。

3・13・3　小道具を用いたダンス

目的

①リズミカルな全身運動の維持・向上　　④集中力を養う

②上・下肢関節可動域の維持・拡大　　　⑤コミュニケーションの促進

③巧緻性の向上

概要

場所：空調の効いた 10×15 m² 以上の部屋。

人数：10〜30 人

必要な道具：

① 手ぬぐい、扇、花笠、ゴムの輪、パラシュートスカーフ、新体操のリボン、ボール、輪、お面などの小道具

② 盆踊り、ダンス、エアロビクス、創作ダンス用の CD

③ CD プレーヤー

進め方

方法

① 椅子座位で、何を踊るか、どのような曲を使うか、どんな小道具が必要かを話し合って決めます。

② 小道具は、市販のものを用いる場合と対象者と一緒に手作りする場合があります。この手作りすることも意義のある活動です。

③ 身体的に問題がなければ立位で、転倒のリスクが考えられる場合は、車椅子または椅子座位で行う準備をします。

④ 音楽をかけずに振り付けの一パターンずつをゆっくり練習します。

⑤ パターンの一区切りが完成したら、音楽をかけて練習します。

⑥ ④〜⑤を繰り返して、一通りの振り付けが完成したら、音楽をかけて全体の練習をします。

⑦ 最後に仕上げのパフォーマンスを行います。

留意点

① テンポの遅めな曲を選びます。

② 小道具は、扱いやすいもの、軽量なもの、安全なものを手作りするか購入します。

③ それぞれの踊りにつけられた振り付けをそのまま使える場合と、パターン数を少なくしたり、動きを複雑でない振り付けにアレンジしたほうがよい場合があります。

観察のポイント

① 小道具を操りながら動くため、対象者によってはバランスを崩す場合があるので、注意します。

② 安全を確認していても、思いがけないことで小道具でけがをするかもしれないので注意します。

実施上の注意点

身体的：
①全身運動なので、対象者の身体耐久性、立位バランス、疲労の度合いなどバイタルサインに注意して行います。
②転倒のリスクが考えられる場合は、無理をせず車椅子、椅子座位での活動にします。

精神的：
①注意集中を要する活動なので、連続3～5分を目安に活動します。
②感覚、認知など複合的な知覚を必要とする活動なので、心身の疲労の度合いに注意して、適宜休憩を取るよう心掛けます。

評価

身体的：①上・下肢粗大運動、②上・下肢複雑動作、③関節可動域拡大、④目と上・下肢の協調、⑤姿勢バランス、⑥道具の操作

精神的：①集中力の向上、②非言語的コミュニケーションの促進

応用

治療的応用

①上・下肢粗大運動から上・下肢複雑動作へと段階づけるために、用いる音楽の種類、音楽の長さ、テンポなどを考えて提示します。
②障害に応じて、用いる音楽の振り付けを動きやすくするように考えます。
③障害に応じて、用いる音楽のテンポを遅くする工夫をします(例：ヤマハ「伴奏くん」を用いてテンポを遅くする)。

実施上の応用

①たとえば盆踊り大会、ダンスパーティなど目的をもった活動として期限を決めて行うことも動機づけになります。
②活動を重ねた結果レパートリーがまとまったら、発表会を計画しましょう。

3・14 作曲活動

　作曲とは、楽譜に音符を書いて作るだけではありません。ハミング、自由に楽器を鳴らす、楽器でなくてもいい音のするものをたたくなど、すべて作曲だと思います。
　このように考えると作曲活動は、観賞を除いた音楽活動のそれぞれに応用的に用いられる種類の活動ということができます。第1章であげた障害から、作曲活動で働きかけることができると思われる項目を示します。

発達障害に対しては、**感覚・知覚・認知機能**として、①知覚、②認知、**情緒・精神・社会機能**として、①情緒の安定性、②感情のコントロール、③知的発達、④動機づけ、⑤コミュニケーション、⑥社会機能の向上に有効に用いることができます。

身体障害に対しては、基本的身体機能障害の**感覚・知覚**として、視覚・聴覚、**高次脳機能**として、①認知・行為、②知的機能、**心理的側面**として、①意欲、②集中力、③情緒の安定性、応用的身体機能障害の**心理機能**として、①現実検討能力、②問題解決能力、社会適応機能障害の**心理的効果**として、①趣味・嗜好、②生きがい・余暇活動、③QOLの向上に有効に用いることができます。

精神障害に対しては、全般的精神機能の**見当識機能**として、自己・他者・時間周囲環境との関係性、**知的機能**として、①知的成長、②心理社会的、③気質と人格、④活力と欲動、**個別的精神機能**として、①注意、②記憶、③情動、④知覚、⑤思考、⑥高次認知、⑦言語関連、⑧計算の向上に有効に用いることができます。

高齢者の障害に対しては、神経系疾患として、①脳血管障害、②慢性・進行性神経変性疾患、精神系疾患として、①老年期うつ病、②老年期神経症の症状の軽減に有効に用いることができます。

高次脳機能障害に対しては、**精神機能**として、①記憶、②注意、③情意の機能の向上、**認知機能**として、地誌的認知の機能の向上に有効に用いることができます。

3・14・1 即興演奏（打楽器を中心とした）

目的

①上肢関節可動域の拡大　　④抽象的思考の促進
②座位バランス　　　　　　⑤集中力の向上
③目と手の協調

概要

場所：ある程度防音された空調の効いた $6 \times 8 \, m^2$ 以上の部屋。

人数：3～8人

必要な道具：

①「3・12 楽器活動」(p.45)であげた打楽器、メロディ打楽器のなかから適宜選びます。

②上記以外、手づくり打楽器、日用品でたたいてきれいな音の出るものなどを集めてきてもできます。

③必要ならば、即興演奏を導くためのピアノ、キーボードなどの楽器またはCD、CDプレーヤー。

④録音機材（必要ならば）

進め方

方法

①輪になって座り、中心に打楽器、メロディ打楽器、その他の打楽器を用意し、対象者に演奏したい楽器を選んでもらいます。

②希望者がいればテンポを決めてもらい（いなければセラピストが）、それにのせてそれぞれの楽器で即興演奏を楽しみます。

②′②では難しすぎる場合は、ピアノ、キーボードまたはCDでテーマ曲を演奏しているところにのせて、それぞれの楽器で即興演奏を楽しみます。

③演奏が終わったら、みんなで感想を語り合います。

③′メンバー全員の賛成が得られたら、この即興演奏を録音し、みんなで聴いて、感想を語り合います。

留意点

①対象者一人ひとりの状態と打楽器の組み合わせに無理がないかを観察し、必要ならば楽器を変えることも考えます。

②楽器が演奏中に隣の人にぶつかったりしないように、安全には注意します。

観察のポイント

①楽しめないでいる人がいないか、注意をします。

②楽器の違いから生じる音のバランスの悪さがないかに注意します。

実施上の注意点

身体的：対象者の筋力、関節可動域制限などを考慮に入れた楽器選びをします。

精神的：創造的な活動なので、対象者の必要に応じて適宜ピアノ、キーボード、CDを用いるなど、枠組みを設けて活動に段階づけをします。

評価

身体的：①上肢関節可動域の拡大、②座位バランス、③目と手の協調

精神的：①集中力の向上、②コミュニケーション能力の向上、③抽象的思考の促進

応用

治療的応用

①枠組みのある活動から始めるために、まず即興演奏のテーマを提示します。

②テーマの選び方にも段階づけが必要で「バラの花」「お祭り」というような具体的なものから「あこがれ」「夢」といった抽象的なものへと変化させていきます。

実施上の応用
①楽器の種類と大きさを考慮し配置を考えます。
②出てくる音の質や音量などを考慮し、距離のとり方に変化をつけます。

3・14・2　歌作り

目的
①抽象的思考の促進　　③発声、発語の向上
②集中力の向上　　　　④コミュニケーションの促進

概要
場所：ある程度防音された空調の効いた $6 \times 8\,m^2$ 以上の部屋。

人数：3～8人

必要な道具：①原稿用紙、五線紙、鉛筆、②ピアノまたはキーボード、③録音機材

進め方
方法
①大きな机を囲んで椅子座位で、みんなで話し合って原稿用紙に歌詞を作ります（このときテーマを決めると作りやすくなります）。

①′替え歌としての歌詞作りという方法もあります。何かの歌をもとに、替え歌の歌詞を話し合います。

②できあがった歌詞にメロディをつけていきます。できたメロディをピアノ（キーボード）で探り当てながら五線紙に書いていきます。

②′できあがった歌詞を見て歌いながらメロディをつけるところを録音します。それを聴音のできる人に頼んで楽譜に起こしてもらうか、楽譜制作ソフトを用いて作ります。

③できあがった歌をみんなで歌い、感想を語り合います。

③′みんなが賛同するようであれば、録音してオリジナル CD を作ります。

留意点
①替え歌を作る場合は、全員が対等に参加できているかどうかに注意します。
②作詞、作曲をして作る場合には、かなり専門的になるので対象者かセラピストのなかに専門知識をもった人がいる必要があります。

観察のポイント
楽しめずにいる人がいないかどうか、注意します。

> 実施上の注意点

身体的：心身に疲労が見られないか注意します。

精神的：創造的な活動なので、対象者の状態に応じて「替え歌作り」にするのか、「作詞、作曲による歌作り」にするのか、「作詞」「作曲」の担当を分けるのか、全部を行うのかなどをアレンジします。

> 評価

身体的：①座位バランス、②座位耐久性

精神的：①集中力の向上、②コミュニケーション能力の向上、③抽象的思考の促進

> 応用

治療的応用

①「替え歌作り」の活動では、もとになる曲をセラピストが用意しておく方法と、もとになる曲を決めるところから話し合う方法がありますが、対象者の状況により治療的な方法を選びます。

②「作詞、作曲による歌作り」の活動では、テーマを決めることから始めますが、テーマの選び方にも段階づけが必要で、「バラの花」「お祭り」というような具体的なものから「あこがれ」「夢」といった抽象的なものへと変化させていきます。

実施上の応用

①活動する対象者の人数にもよりますが、一枚の原稿用紙や五線紙をみんなで見ながら作っていく方法がよいと思いますので、拡大コピーするなどして用紙の大きさには注意します。

②楽譜制作ソフトを用いて行う場合には、コンピュータの画面を見ることができる人数（1〜3人まで）で行います。

3・14・3　十二音技法によるチャイムバー即興演奏

> 目的

①集中力の向上、②コミュニケーションの促進

> 概要

場所：ある程度防音された空調の効いた $6 \times 8 \, m^2$ 以上の部屋。

人数：6〜25人（それ以上でもチャイムバーがあれば可能）

必要な道具：①チャイムバー25音セット、②メトロノームまたは指揮棒、③録音機材

進め方

方法

①円になって座ります。
②鍵盤楽器でいう黒鍵も含む全部のチャイムバーの音から好きな音を1～2本選んでもらいます。
③メトロノームまたはリーダーが示す一定のテンポの流れに乗って、みんながそれぞれが好きなところで好きなように音を鳴らします。
④対象者が賛成するなら録音します。
⑤録音された偶然にできた即興十二音アンサンブルの曲を鑑賞します。録音できなかった場合は、鳴らしながら味わいます。
⑥感想を語り合います。

留意点

「好きなところで好きなように音を出す」と、とても自由度が高いため、対象者の状態を見ながら、必要ならば順番を決めるなどの枠組みを設けます。

観察のポイント

鳴らせないで困っている人がいないか、注意します。

実施上の注意点

身体的：椅子座位姿勢での活動なので、疲労が見られないか注意します。
精神的：枠組みを設けたとしても、自由度の高い活動なので、不安の強い人などには勧めません。

評価

身体的：①座位バランス、②座位耐久性
精神的：①集中力の向上、②コミュニケーション能力の向上

応用

治療的応用

テンポを決める役割を順番に行ってもらい（やりたい人のみに）、時には強弱もつけてもらいます。

実施上の応用

この活動は、対象者の人数やチャイムバーの数などにより、一曲がどのくらいの長さになるかわからない活動なので、早く終わってしまった場合、チャイムバーを持ち換えてもらって、何曲か演奏します。

3・15　音楽鑑賞活動

音楽活動のなかで受動的活動として位置します。この活動に関しては第1章であげた障害から働きかけることができる項目をあげるとすれば、ほとんどの項目があげられることになります。対象者の好みの音楽を好みの音量で聴くならば、障害や疾患を問わない活動ということができます。

3・15・1　バックグラウンドミュージック（BGM）

開始時、終了時、作業時、雰囲気づくりなどに用いられます。

3・15・2　マスキング

聴きたくない音（例：歯科で聞こえる歯を削るときの金属音）を遮断する意味で用いられます。

3・15・3　ヒーリング

癒しの場（例：ヨガ、岩盤浴）で用いられます。

3・15・4　音楽鑑賞

生演奏（ライブ）鑑賞とCDなどの音源再生による鑑賞がありますが、まとめて説明しましょう。ただし特徴的なことについては示します。

目的
- ①集中力の向上
- ②心身のリラクセーション
- ③コミュニケーションの促進

概要

場所：ある程度防音された空調の効いた $6 \times 8\,m^2$ 以上の部屋。

人数：3〜8人

必要な道具：①演奏者（生演奏の場合）、②CD、CDプレーヤー、③CD鑑賞の場合は、ソファ、じゅうたん、リクライニング椅子

進め方

方法

①演奏者を囲んで、座ります。

①′CDプレーヤーを囲んで、好きな姿勢で集まります。
②演奏者が準備したプログラムを聴きます。
②′CD鑑賞の場合は、リクエストに応えて対象者の聴きたい曲を順番に聴きます。前日までにリクエストを募っておくと、準備ができていてスムーズに活動ができます。
③終了後、生演奏の場合は、時間が許せば演奏者を囲んで歓談します。
③′終了後、CD鑑賞の場合は、鑑賞した曲のことや曲にまつわる思い出などを語り合います。
④この音楽鑑賞活動が、定期的に行われている活動なら、最後に次のためのリクエストを募ります。

留意点

①対象者の音楽の好みを大切に、なるべく好みが違いすぎないメンバーになるようにグループ作りには配慮します。
②リクエストしやすいように、ジャンル別曲目の一覧表を作っておきます。
③治療目的によっては、セラピストが選曲して進めることもよいでしょう。

観察のポイント

好みでない曲を無理に聴いている人がいないか観察し、そのときは退出しても構わないことを知らせます。

実施上の注意点

身体的：疲労が見られないか注意します。
精神的：一人ひとりの好みを大切に、しかも嫌いな曲を無理やり聴いていることのないように、選曲には気を配ります。

評価

身体的：①座位バランス、②姿勢保持、③身体のリラクセーション
精神的：①精神的リラクセーション、②集中力の向上、③コミュニケーション能力の向上

応用

治療的応用

演奏者に来てもらったり、CDプレーヤーを囲んで室内で聴くという受動的活動から、コンサートを聴きに行くという能動的な面をもたせた活動に発展させることもよいでしょう。

実施上の応用

①演奏が歌でなく楽器演奏だった場合は、終了後に差し支えなければ楽器を触らせても

らうこともよいでしょう。

②CD鑑賞の場合、どんな音で聴きたいのか希望によって、プレーヤーの種類、スピーカーの大きさなどを考慮して、できる範囲で準備します。

3・16　個別活動と集団活動

音楽の好みは本来個別的なものなので、活動は個別活動が望ましいのかもしれませんが、合唱、合奏など集団でなければできない活動や、諸事情により集団活動をせざるを得ない場合もあります。治療という観点からもその目的によって個別活動が有効な場合と集団活動が有効な場合があります。

以下にそれぞれの概要と方法を示しておきますから、活動目的に合わせて選択することをお勧めします。

3・16・1　個別音楽活動の概要

個別に、評価（特に音楽の好み、活動の種類の選択などに注意を払います）→目標設定→治療計画立案→実施→再評価の流れで行います。

3・16・2　個別音楽活動の方法

歌唱　「3・11・1 歌唱」（p.39）を参照して、対象者と一対一で行います。

ピアノ・キーボード演奏　対象者が、ピアノ、エレクトーン、キーボードなどの経験者で、希望が出たならば演奏をしてもらうというプログラムを立案し、セラピストは聴き役と支持的な言葉がけを行います。

ピアノ・キーボード連弾　対象者が、ピアノ、エレクトーン、キーボードなどの経験者で、連弾の希望が出たならば連弾のプログラムを立案し、行います。

音楽鑑賞　「3・15・4 音楽鑑賞」（p.67）を参照して、対象者と一対一で行います。

3・16・3　集団音楽活動の概要

集団であってもメンバー一人ひとりの、個別評価（特に音楽の好み、活動の種類の選択などに注意を払います）→目標設定→治療計画立案→実施→再評価の流れで行います。そのうえで集団全体の、評価→目標設定→治療計画立案→実施→再評価の流れで行います。

3・16・4　集団音楽活動の方法

集団音楽活動の方法の詳細については、この前の項目で説明してありますので項目番号のみをあげておきます。

歌唱：3・11・1（p. 39）
カラオケ：3・11・2（p. 41）
歌唱＋チャイムバー：3・11・3（p. 43）
チャイムバー演奏：3・12・1（p. 48）
太鼓演奏：3・12・2（p. 51）
バンド：3・12・3（p. 53）
歌体操、手話体操：3・13・1（p. 56）
盆踊り、ダンス、エアロビクス：3・13・2（p. 58）
小道具を用いたダンス：3・13・3（p. 59）
即興演奏：3・14・1（p. 62）
歌作り：3・14・2（p. 64）
十二音技法によるチャイムバー即興演奏：3・14・3（p. 65）
音楽鑑賞：3・15・4（p. 67）

3・17　音楽活動の種類

3・17・1　能動的音楽活動

実際に歌ったり、楽器を演奏したり、ダンスなど、動いて行う音楽活動は、能動的音楽活動です。これには、歌唱活動、楽器活動、動きを用いた活動、作曲活動が含まれます。

3・17・2　受動的音楽活動

音楽を聴くという受身の活動は、受動的音楽活動ということになります。この聴くということには意識して聴く場合と、バックグラウンドミュージック（BGM）や自然に聞こえてくる音楽などさまざまありますが、治療的な活動としては音楽鑑賞、環境を整えるという意味ではBGMをあげておきましょう。

第 4 章
対象者別音楽活動の治療過程

4・1　音楽活動の治療過程

　治療的に音楽活動を進めるにあたっては、分野にかかわらず共通の過程があります。それは、インテーク依頼（導入依頼）という手続きを経て、初期評価→治療目標の設定→治療計画の立案→実施→再評価（最終評価）と続いていく一連の過程です。このことは、対象者によらず、実施する施設によらず大筋では共通の過程です。この部分に関して説明を始めると、それだけで一冊のテキストができるくらい長くなりますので、ここでは全体に共通する事柄について述べます。これから示す評価用紙は、目の前の対象者に合わせて作っては改良を重ねているうちにできてきた基本形ともいうべきものです。参考にしたのは、作業療法のさまざまな対象者に対する身体的・精神的側面からの評価表、音楽療法では、アメリカ、ヨーロッパ、日本で用いられているもの、特にわが国の日本臨床心理研究所によって開発されたMCL、MCL-Sを一部改変して、インテーク票、セッション日誌、個人記録票の3種類にまとめてみました。それぞれは完成品というわけではなく、使われるセラピストが対象者を考えながら、必要ならば項目を加え、表現を改変し、不必要と思われるところがあればカットして記入しやすいように作り直して使うことをお勧めします。

4・1・1　インテーク依頼から終了までの流れ

依頼から終了までの流れを音楽活動の治療過程として図に示しました。

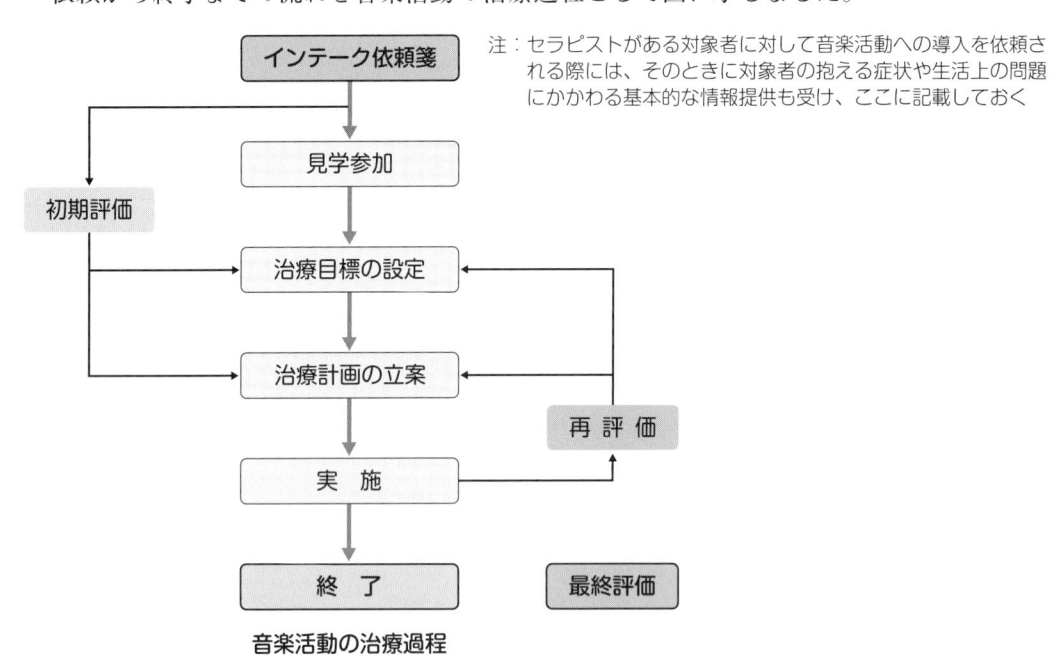

注：セラピストがある対象者に対して音楽活動への導入を依頼される際には、そのときに対象者の抱える症状や生活上の問題にかかわる基本的な情報提供も受け、ここに記載しておく

インテーク依頼箋 → 見学参加 → 治療目標の設定 → 治療計画の立案 → 実　施 → 終　了
初期評価
再評価
最終評価

音楽活動の治療過程

4・1・2　初期評価（初回評価）

　初期評価は、始まる前に面接を行って評価する場合と、初めてのセッションで活動している様子から評価する場合があります。依頼箋や障害名などから対象者を理解するには、第1章を参考にしてください。初期評価では、この章の「4・2 発達障害」（p.74）以下を参考にどこを評価していかなければならないかを明確にしてください。これには、インテーク票と個人記録票の「評価」の部分が用いられます。

4・1・3　治療目標の設定

治療目標を定めるには、この章の「4・2 発達障害」以下のアプローチ可能なポイントや音楽活動の種類と方法と目的の項を参考にしてください。これには、インテーク票の「音楽活動ゴール」の部分に記入します。

4・1・4　治療計画の立案

治療計画を立てるにあたっては、この章の「4・2 発達障害」以下のアプローチ可能なポイントや音楽活動の種類と方法と目的の項を参考にしてください。これもインテーク票の「音楽活動ゴール」の部分に記入します。

4・1・5　実施

実施のところでは、第3章の「3・11 歌唱活動」（p. 38）から「3・17 音楽活動の種類」（p. 70）までと、この章の「4・2 発達障害」以下のセッションプログラム例を参考にしてください。これは、セッション全体の実施記録として、セッション日誌に、対象者一人ひとりの実施状況は個人記録票に記入していくことになります。

4・1・6　再評価（最終評価）

再評価は、一定期間続けていて、活動を振り返る意味と新たな活動を取り入れるとき、目標を変更するときなど必要に応じて行うものです。活動の終了時には、最終評価が行われます。つまり、個人記録票の「評価」の部分を1か月、3か月などの節目に記入したところがこの「再評価」に当たります。そしてセッション最後の日の個人記録票の「評価」の部分は最終評価ということになります。

4・1・7　評価用紙の例

ここであげた治療過程のそれぞれの段階で、評価用紙が必要になりますが、どの評価用紙が最も使いやすいかは、セラピストが対象者に合わせてアレンジする必要があります。ここでは評価用紙の一例を示します。個人セッションなのか、集団セッションなのか、対象者が発達障害なのか、身体障害なのかなど、それぞれの状況によってアレンジできるような原型として作りました。

　　音楽活動インテーク票：これは依頼箋などからの情報と、「音楽活動ゴール」として簡単に治療目標と治療計画を記す用紙です（巻末「資料1」；p. 108）。
　　音楽活動セッション日誌：これは実施されたセッションについて記録するための用紙です（巻末「資料2」；p. 109）。
　　音楽活動個人記録：これは実施されたセッションにおける個人記録であり、毎回のセッションでの対象者の評価も兼ねています。つまり初回の個人記録の「評価」の部分が初回評価、セッション開始1か月後、3か月後の「評価」の部分は再評価にあたり、終了時のセッションの「評価」の部分が最終評価となるようにできています（巻末「資料3」；p. 111）。

4・2 発達障害

4・2・1 アプローチ可能なポイント

身体機能	①神経筋（反射、筋緊張、筋力、持久力） ②姿勢（身体と重力との関係、臥位、座位、立位） ③運動（粗大、微細、口腔・発声・発話） 　→身体機能①～③に対しては、楽器活動、動きを用いた活動
感覚・知覚・認知機能	①感覚（感覚情報の同化、感覚の経験の運動との連合） ②知覚（視覚、聴覚、触覚） 　→①②に対しては、楽器活動、動きを用いた活動、音楽鑑賞 ③認知（注意、思考、判断）→歌唱、楽器活動、動きを用いた活動（音楽ゲームを含む）、音楽鑑賞
情緒・精神・社会機能	①情緒の安定性 ②感情のコントロール 　→①②に対しては、歌唱、楽器活動、音楽鑑賞 ③知的発達 ④動機づけ（意欲、自尊心、自信） ⑤コミュニケーション（二者関係、集団関係） ⑥社会機能（役割、社会生活技能） 　→③～⑥に対しては、歌唱、楽器活動、動きを用いた活動（音楽ゲームを含む）

4・2・2 音楽活動の種類と方法と目的

能動的音楽活動

歌唱

方法　大きな声ではっきり歌う。

目的　運動（口腔運動〈発声〉、言葉の訓練〈発話〉）

楽器活動

方法1　リズムを合わせて楽器演奏

目的1　運動（上肢の粗大運動、手指の巧緻運動）、感覚の調整（楽器の大小、発する音の大小などによる感覚調整）、知覚（視覚・聴覚と運動の統合）、認知（注意、判断）、情緒の安定性（一定のリズムでたたくことによる安定性）、知的発達（ゲーム的に用いることによる発達促進）

方法2　役割分担して楽器演奏

目的2　動機づけ（意欲、自尊心、自信の促進）、コミュニケーション（二者関係、集団関係の非言語的コミュニケーションの促進）、社会機能（協調性の向上）

方法3　CDに合わせて思いっきり楽器演奏

目的3　感情のコントロール（発散）

動きを用いた活動（ダンス、ゲームなど）

方法1　わらべ歌（CD 音楽）に合わせた遊戯

目的1　運動（粗大、歩行、スキップ、口腔・発声・発話）

方法2　わらべ歌に合わせた手指遊び

目的2　運動（微細、口腔・発声・発話）、知覚（視覚・触覚運動の統合、目と手の協調）

方法3　音楽（CD）に合わせた小道具（スカーフ、ゴムの輪、ボールほか）を用いた動き（ゲーム）

目的3　運動（粗大、微細）、知覚（視覚、聴覚、触覚）、認知（注意、判断）、知的発達、コミュニケーション（集団関係）、社会機能（役割）

受動的音楽活動

BGM

方法　開始前、終了時にかける BGM

目的　感覚、知覚、認知

音楽鑑賞

方法　鑑賞（生演奏、CD 鑑賞）

目的　情緒の安定性（発散）、感情のコントロール（適切な感情表現）、リラクセーション

4・2・3　セッションプログラム例

　音楽活動を行うにあたって、集団活動と個別活動があります。発達障害に対する場合、集団活動を用いたほうがよい場合と個別活動のほうがよい場合があります。またひとりの対象者に対しても、その治療目的によって、個別と集団の両方を用いたほうがよい場合もあります。

　集団活動は、3〜7人程度の小集団と、8〜20人までの中集団、20人以上の大集団に分けられると思います。しかし、集団を構成しているメンバーの障害の種類、重症度、セラピストの人数などにもよりますが、集団のメンバーの相互関係や個々の反応を把握できるのは小集団が最適だと思われます。

　ここでは、軽度発達障害で、知的発達障害、ダウン症、自閉症の混合型小学生高学年から中学生の小集団の40〜60分のセッション例を提示します。

発達障害に対するセッション例

季節：夏

開始前：BGM

①選曲方法：セッションの始まりのテーマ曲を決めておく方法、季節ごとに季節にふさわしい曲を用いる方法などがあります。

②提示方法：ピアノなどの生演奏と CD などを用いる方法があります。

1. 始まりのあいさつ

呼名、「どのくらい元気？」「好きなお菓子はなあに？」など一人ひとりに聞きます。

2. 季節の歌（うみ、静かな湖畔）

一人ずつどちらか好きな曲を選んでもらい、それをみんなで歌います。

3. わらべ歌遊び（かごめかごめ、花いちもんめ）

わらべ歌で遊びます。

4. 楽器遊び（おもちゃのチャチャチャ、山の音楽家、翔べ！ガンダム）

好きな楽器を選んでもらい、①自由に演奏、②役割分担して演奏をします。

5. 上肢を使った動き（クシコスポスト）

全員輪になって曲に合わせてパラシュートスカーフの上でスポンジのボールをパラシュートの外に落とさないように転がします。ボールは順次増やしていきます。

6. 下肢を使った動き（オーレ・チャンプ）

全員輪になってビーチボールを輪の外に出さないように蹴ります。

7. リクエストタイム

対象者一人ひとりにもう一度やりたいものを選んでもらい、みんなで短く行います。何もやりたいものが思い浮かばない人には、無理には勧めません。

8. 歌唱＋チャイムバー演奏（うみ、静かな湖畔）

チャイムバーによる、①コード奏法、②ドシラソファミレド奏法のどちらかを伴奏に今月の歌のどちらか1曲を歌います。このとき、担当のところにきたらチャイムバーを鳴らしながら歌うことが困難なようでしたら、チャイムバー組と歌組に分かれて行います。

9. 終わりのあいさつ（さよならマーチ）

「さらバイバイ　さらバイ　げんきにさらバイ、さらバイバイ　さらバイ　げんきにさらバイ」のところまでにします。

この後にひとりずつの名前を呼んで握手して終わります。

セッションで用いられる楽譜例は、巻末の「資料4」（p. 112、p. 125〜130）を参照してください。

4・3　身体障害

4・3・1　アプローチ可能なポイント

基本的身体機能	
身体運動機能	①関節可動域→動きを用いた活動、楽器活動 ②筋緊張→音楽鑑賞 ③目と手の協調→楽器演奏、動きを用いた活動 ④巧緻性→楽器活動 ⑤全身の耐久性（特に座位、呼吸、循環）→歌唱、楽器活動、動きを用いた活動、音楽鑑賞 ⑥発声・発話→歌唱
感覚・知覚	①表在感覚→楽器活動 ②複合感覚→楽器活動、動きを用いた活動 ③視覚・聴覚→歌唱、楽器活動、動きを用いた活動、音楽鑑賞
心理的側面	①意欲 ②集中力 ③情緒の安定性 　→①～③に対しては、歌唱、楽器活動、動きを用いた活動
応用的身体機能	
動作機能	①上肢動作 ②頚・体幹・下肢動作 ③両手動作 ④片手動作 　→①～④に対しては、動きを用いた活動、楽器活動
社会適応機能 心理的	①趣味・嗜好 ②生きがい・余暇活動 ③QOLの向上 　→①～③に対しては、歌唱、楽器活動、動きを用いた活動、音楽鑑賞

4・3・2　音楽活動の種類と方法と目的

能動的音楽活動

　歌唱

　方法1　息の続く限りフレーズを丁寧に歌う。

　目的1　全身の耐久性（呼吸、循環）

　方法2　大きな声ではっきり歌う。

　目的2　発声・発話機能の維持・向上、意欲の喚起

　方法3　大きな声で思いっきり歌う。

　目的3　情緒の安定性（気分転換、発散）、趣味の拡大、余暇活動への導入、QOLの向上

楽器活動

方法1　音楽に合わせて指揮をする。
目的1　集中力の維持・向上
方法2　リズムを合わせて楽器演奏
目的2　集中力の維持・向上、表在感覚・複合感覚の回復
方法3　役割分担して楽器演奏
目的3　片手・両手動作の改善、巧緻性の維持・改善、集中力の維持・向上、意欲の喚起
方法4　CDに合わせて思いっきり楽器演奏
目的4　情緒の安定性（気分転換、発散）

動きを用いた活動（ダンス、ゲームなど）

方法1　音楽に合わせたゴムの輪体操
目的1　関節可動域の維持・拡大、座位耐久性の向上、集中力の維持・向上
方法2　音楽に合わせたボールゲーム
目的2　上肢・下肢動作の改善
方法3　チェアダンス（盆踊り、エアロビクス）
目的3　関節可動域の維持・拡大、目と手の協調性の維持・改善、座位耐久性の向上、集中力の維持・向上

受動的音楽活動

BGM

方法　開始前後にかけるBGM
目的　筋緊張の緩和、情緒の安定性（気分転換）、リラクセーション

音楽鑑賞

方法　聴きたい曲を鑑賞する。
目的　情緒の安定性（気分転換）、リラクセーション、余暇活動の拡大、QOLの向上

4・3・3 セッションプログラム例

　身体障害に対する場合、集団活動として行われることが多く、セラピストは、ひとりで活動をマネジメントすることが多いと思われます。

　ここでは、リハビリテーション病院、障害者保健福祉センター、老人保健施設などでの小集団の 40～60 分のセッション例を提示します。

身体障害に対するセッション例

季節：冬

開始前：BGM（適宜）

ピアノなどの生演奏でも CD などの音源を用いたものでもよいでしょう。この時間にリクエストタイムのときの曲をひとり 1 曲ずつ選んでもらうため個別にインタビューします。

1. あいさつ

簡単な自己紹介をしてもらいます。

2. 季節の歌（冬景色、たき火）

ひとりずつどちらか好きな曲を選んで指揮をしてもらい、みんなで歌います。このとき、指揮はやりたくない人には無理には勧めずに、選んだ曲をみんなで歌います。

3. 体操（ソーラン節）

全員輪になって、ひとつの大きなゴムの輪を持ち、曲に合わせて簡単な体操をします。できれば歌いながら体操してもらいます。曲は、民謡ばかりでなく誰もが知っていて中庸なテンポで動きやすい 2 拍子か 4 拍子のものを用います。

4. 太鼓（ソーラン節）

全員輪になって、好みの太鼓を曲に合わせて自由にたたきます（選曲については 3 に同じ）。

5. リクエストタイム

一人ひとりに選んでもらったリクエスト曲を順番に歌います。伴奏は、ピアノやキーボード、オートハープ、ギターなどの生伴奏、設備があればカラオケなども用います。ひとりで歌っても、みんなで歌ってもよいでしょう。

6. チャイムバー演奏（冬景色、たき火）

希望に合わせて、①コード奏法、②ドシラソファミレド奏法のどちらかで伴奏します。曲も希望に合わせてどちらかを選んでもらいます。

7. 終わりのあいさつ

セッションの感想を語り合ったり、次のセッションの日程などを確認します。

　セッションで用いられる楽譜例は、巻末の「資料 4」（p. 112、p. 137～142）を参照してください。

4・4 精神障害

4・4・1 アプローチ可能なポイント

全般的精神機能	
心理社会的機能	対人技能→歌唱、楽器活動、動きを用いた活動
活力と欲動の機能	①活力レベル ②動機づけ 　→①②に対しては、歌唱、楽器活動、動きを用いた活動
個別的精神機能	
注意機能	①注意の維持 ②注意の配分 ③注意集中 　→①〜③に対しては、歌唱、楽器活動、音楽鑑賞
情動機能	①情動の適切性 ②情動の制御 ③情動の幅 ④感情 　→①〜④に対しては、歌唱、楽器活動、音楽鑑賞
知覚機能	①視知覚 ②聴知覚 　→①②に対しては、歌唱、楽器活動、音楽鑑賞
高次認知機能	①意思決定 ②実行機能 　→①②に対しては、歌唱、楽器活動、動きを用いた活動 ③認知の柔軟性→歌唱、楽器活動、音楽鑑賞
言語に関する精神機能	①話し言葉 ②書き言葉 　→①②に対しては、歌唱 ③手話→歌唱、動きを用いた活動

4・4・2 音楽活動の種類と方法と目的

能動的音楽活動

歌唱

方法1　歌詞を見て大きな声ではっきり歌う。
目的1　書き言葉を歌う。注意の維持、集中力の向上
方法2　大きな声で思いっきり歌う。
目的2　活力レベルの改善、感情の表出
方法3　歌詞を味わって歌う。
目的3　動機づけ、情動の適切性を養う。感情の表出とコントロール

楽器活動

方法 1	指揮をする。
目的 1	注意の維持、集中力の向上、意思決定力を養う。実行機能の改善
方法 2	リズムを合わせて楽器演奏
目的 2	注意の維持、集中力の向上、情動の制御・幅を養う。感情のコントロール、視覚・聴覚の統合
方法 3	役割分担して楽器演奏
目的 3	対人技能を養う。活力レベルの改善、集中力の向上、実行機能の改善
方法 4	CDに合わせて思いっきり楽器演奏
目的 4	動機づけ、活力レベルの改善、情動の制御・幅を養う。

動きを用いた活動（ダンス、ゲームなど）

方法 1	CD音源を用いて盆踊り、フォークダンス、エアロビクスを行う。
目的 1	対人技能を養う。活力レベルの改善、集中力の向上、実行機能の改善
方法 2	手話を用いた歌唱
目的 2	動機づけ、注意の維持、集中力の向上、活力レベルの改善

受動的音楽活動

BGM

方法	開始前後にかけるBGM（ピアノ・キーボードなどの生演奏、CD音源を用いたもの）
目的	動機づけ、リラクセーション

音楽鑑賞

方法	CD音源を用いて聴きたい曲を鑑賞する。
目的	注意の維持、感情のコントロール（適切な感情表現）、リラクセーション

4・4・3　セッションプログラム例

　精神障害に対しては、個別活動が望ましいのですが、さまざまな事情から集団活動でセラピスト 1～2 名で行われる場合がほとんどなのが現状です。

　中集団から大集団で行われる場合も多いのですが、そのなかでもできるだけ個別の対応を心掛けて行いましょう。

　ここでは、精神病院、デイケアなどでの小・中集団のセッション例を提示します。

> **精神障害に対するセッション例**
>
> **季節**：秋
>
> **開始前**：BGM（適宜）
>
> ピアノなどの生演奏でも CD などの音源を用いたものでもよいでしょう。この時間にリクエストタイムのときの曲をひとり 1 曲ずつ選んでもらうため個別にインタビューします。
>
> 1. あいさつ
>
> 簡単な自己紹介をしてもらいます。
>
> 2. 季節の歌（もみじ、旅愁）
>
> ひとりずつどちらか好きな曲を選んで指揮をしてもらい、みんなで歌います。このとき、指揮はやりたくない人には無理には勧めずに、曲だけ選んでもらいみんなで歌います。曲選びも難しい人には、無理には勧めません。
>
> 3. 体操（ヒーリングミュージック、ニューミュージックなど）
>
> 椅子座位、立位あるいはマット上で曲に合わせて簡単な体操をします。または、ひとり 1 つずつ動きのパターンを考えてもらい、順番に行います。これも無理には勧めません。曲は、中庸なテンポで動きやすい 2 拍子か 4 拍子のものを用います。
>
> この体操のプログラムには、時に手話体操を取り入れてもよいでしょう。
>
> 4. 打楽器アンサンブル
>
> 全員輪になって、好みの打楽器を曲に合わせて自由にたたきます。曲は、ラテン、ジャズ、クラッシックなどできるだけ全員が楽しめるようにリクエストを募ったり、数曲用意した曲から選んでもらいましょう。
>
> 5. リクエストタイム
>
> 一人ひとりに選んでもらったリクエスト曲を順番に歌います。伴奏は、ピアノやキーボード、オートハープ、ギターなどの生伴奏、設備があればカラオケなども用います。ひとりで歌っても、みんなで歌ってもよいでしょう。
>
> 6. チャイムバー演奏（もみじ、旅愁）
>
> 希望に合わせて、①コード奏法、②ドシラソファミレド奏法のどちらかで伴奏します。曲も希望に合わせてどちらかを選んでもらいます。
>
> 7. 終わりのあいさつ
>
> セッションの感想を語り合ったり、次のセッションの日程などを確認します。

　セッションで用いられる楽譜例は、巻末の「資料 4」（p. 112、p. 131～136）を参照してください。

4・5 高齢者の障害

4・5・1 アプローチ可能なポイント

呼吸器系	呼吸器機能低下→歌唱
神 経 系	①脳血管障害による身体機能障害→楽器活動、歌唱 ②慢性・進行性疾患による機能障害→歌唱、音楽鑑賞、楽器活動、動きを用いた活動
精 神 系	老年期うつ病・神経症→音楽鑑賞、歌唱

4・5・2 音楽活動の種類と方法と目的

能動的音楽活動

歌唱

方法1　大きな声ではっきり歌う。

目的1　呼吸器機能の維持・向上

方法2　歌詞を味わって歌う。

目的2　心身機能の維持・向上

楽器活動

方法1　指揮をする。

方法2　リズムを合わせて楽器演奏

方法3　役割分担して楽器演奏

方法4　CDに合わせて思いっきり楽器演奏

方法1、2、3、4に対する**目的**は、心身機能の維持・向上

動きを用いた活動（ダンス、ゲームなど）

方法　　CD音源を用いて盆踊り、フォークダンス、時にはエアロビクスを行う。

目的　　身体機能の維持・向上

受動的音楽活動

BGM

方法　　開始前後にかけるBGM（ピアノ・キーボードなどの生演奏、CD音源を用いたもの）

目的　　雰囲気づくり、リラクセーション

音楽鑑賞

方法　　CD音源を用いて聴きたい曲を鑑賞する。

目的　　情緒の安定性（気分転換、発散）、リラクセーション

4・5・3 セッションプログラム例

　高齢者の障害に対しては、主に集団活動として行われています。集団活動のセッション場面でも、できるだけ個別の対応を心掛けましょう。

　ここでは、老人保健施設、デイサービスなどでの小・中集団のセッション例を提示します。

高齢者の障害に対するセッション例

季節：初夏
開始前：BGM（適宜）

ピアノなどの生演奏でもCDなどの音源を用いたものでもよいでしょう。この時間にリクエストタイムのときの曲をひとり1曲ずつ選んでもらうため個別にインタビューします。

1. **あいさつ**
簡単な自己紹介をしてもらいます。

2. **季節の歌（茶摘み、夏は来ぬ）**
ひとりずつどちらか好きな曲を選んで指揮をしてもらい、みんなで歌います。このとき、指揮はやりたくない人には無理には勧めずに、選んだ曲をみんなで歌います。曲を選ぶことが難しい人には、無理には勧めません。

3. **体操（斎太郎節）**
全員輪になって、ひとつの大きなゴムの輪を持ち、曲に合わせて簡単な体操をします。できれば歌いながら体操してもらいます。曲は、民謡ばかりでなく誰もが知っていて中庸なテンポで動きやすい2拍子か4拍子のものを用います。

4. **太鼓（斎太郎節）**
全員輪になって、好みの太鼓を曲に合わせて自由にたたきます（選曲については3に同じ）

5. **リクエストタイム**
一人ひとりに選んでもらったリクエスト曲を順番に歌います。伴奏は、ピアノやキーボード、オートハープ、ギターなどの生伴奏、設備があればカラオケなども用います。ひとりで歌っても、みんなで歌ってもよいでしょう。

6. **チャイムバー演奏（茶摘み、夏は来ぬ）**
希望に合わせて、①コード奏法、②ドシラソファミレド奏法のどちらかで伴奏します。曲も希望に合わせてどちらかを選んでもらいます。

7. **終わりのあいさつ**
セッションの感想を語り合ったり、次のセッションの日程などを確認します。

　セッションで用いられる楽譜例は、巻末の「資料4」（p. 112、p. 119～124）を参照してください。

4・6 高次脳機能障害

4・6・1 アプローチ可能なポイント

精神機能	①知的機能→回想法を用いた歌唱、鑑賞活動 ②記　　憶→回想法を用いた歌唱、鑑賞活動 ③注　　意→歌唱、楽器活動、動きを用いた活動 ④情　　意→歌唱、楽器活動、動きを用いた活動、鑑賞
認知機能	①視空間認知→歌唱、楽器活動、動きを用いた活動 ②視 覚 認 知→歌唱、楽器活動、動きを用いた活動 ③地誌的認知→回想法を用いた歌唱、鑑賞活動 ④色 彩 認 知→色記号つきチャイムバー演奏
行為機能	①運動行為→楽器活動、動きを用いた活動 ②構　　成→楽器活動、動きを用いた活動

4・6・2 音楽活動の種類と方法と目的

能動的音楽活動

歌唱

方法1　歌を歌って思い出を語る。
目的1　知的機能の維持・向上、記憶機能への刺激
方法2　歌詞カードを見ながら歌う。
目的2　注意の喚起
方法3　大きな声で思いっきり歌う。
目的3　情緒の安定性（気分転換、発散）

楽器活動

方法1　音楽に合わせて指揮をする。
目的1　注意の喚起、自尊心・自信の回復
方法2　リズムを合わせて楽器演奏
目的2　注意の喚起
方法3　役割分担して楽器演奏
目的3　注意の喚起、自尊心・自信の回復
方法4　CDに合わせて思いっきり楽器演奏
目的4　情緒の安定性（気分転換、発散）

動きを用いた活動（ダンス、ゲームなど）

方法1　音楽に合わせたゴムの輪体操
目的1　注意の喚起、運動
方法2　音楽に合わせたボールゲーム
目的2　注意の喚起、運動
方法3　チェアダンス（盆踊り、エアロビクス）
目的3　注意の喚起、運動

受動的音楽活動

BGM

方法　開始前後にかける BGM
目的　気分転換、リラクセーション

音楽鑑賞

方法1　鑑賞をして思い出を語る。
目的1　知的機能の維持・向上、記憶機能への刺激
方法2　聴きたい曲を鑑賞する。
目的2　記憶機能への刺激、情緒の安定性（気分転換、発散）、感情のコントロール（適切な感情表現、環境に相応しい感情状態）、リラクセーション

4・6・3　セッションプログラム例

　高次脳機能障害に対しては、対象者の障害の範囲や状態によって個別活動が望ましい場合と、集団活動が望ましい場合があります。実際には集団活動として行われることがほとんどですが、できる限り個別対応を意識して行うよう心掛けることが大切です。

　ここでは、リハビリテーション病院、通所施設、退院後自主グループでの小・中集団の40～60分のセッション例を提示します。

高次脳機能障害に対するセッション例

季節：春

開始前：BGM（適宜）

この時間に、リクエストタイムのときのリクエスト曲を1曲ずつ選んでもらうための個別インタビューを行います。

1. あいさつ

簡単な自己紹介をしてもらいます。

2. 季節の歌（春の小川、ふるさと）

対象者にはひとりずつどちらかの曲を指揮してもらいます。

3. 体操（春の小川）

全員輪になって曲に合わせて簡単なゴムの輪体操をします。

4. 楽器演奏（マンボ No. 5）

全員輪になってラテン楽器を持ち、曲に合わせて自由に演奏します。

5. 上肢ボールゲーム（天国と地獄）

全員輪になって曲に合わせてパラシュートスカーフの上でボールを転がします。

6. 下肢ボールゲーム（オーレチャンプ）

全員輪になって曲に合わせてビーチボールを蹴ります。

7. リクエストタイム

一人ひとりに選んでもらったリクエスト曲を順番にみんなで歌います。
（希望があれば、ひとりで歌ってもよいでしょう）

8. チャイムバー演奏（春の小川、ふるさと）

希望に合わせて、①コード奏法、②ドシラソファミレド奏法のどちらかで伴奏します。曲もどちらか1曲を選んでもらいます。希望や時間によっては両方行ってもよいでしょう。

9. 終わりのあいさつ

セッションの感想を語り合ったり、次のセッションの日程などを確認します。

　セッションで用いられる楽譜例は、巻末の「資料4」（p. 112、p. 113～118）を参照してください。

第 5 章
音楽活動の効果

5・1　音楽活動を記録する

　　　　日々の音楽活動のありさまを記録することの積み重ねは音楽活動の効果を示すことになります。どのような視点で何を記録すればよいのか、またどのような対象者にどのような目標設定をして進めていけばよいのかを考えて、記録用紙を作成する必要があります。
　ここでは、それらの例として音楽活動インテーク票、セッション日誌、個人記録を示します〔巻末の「資料1」（p. 108）、「資料2」（p. 109）、「資料3」（p. 111）〕。これらは、活動を行う施設、対象者に応じてアレンジする必要があります。

5・2　音楽活動の効果を測る

　　　　音楽活動の記録をもとに、集計したり平均値を求めたりすることから変化を見つけることは、効果を示すことになります。これにはいろいろな方法があります。いくつか例をあげると、①1回のみの活動の前後で参加者の変化をとらえる方法、②第1回目のセッションから、3か月後、6か月後のセッションとを比較する方法、③個人の変化を追っていく方法、④集団の変化を表す方法があります。また、最近では記録以外の効果の測定方法としては、科学的（血圧、免疫物質、脳波、近赤外線分光法測定など）に変化を示すことから効果を証明することが盛んになってきました。

5・3　音楽活動の効果の研究法

5・3・1　文献レビュー

　研究をするにあたって、音楽活動の効果についての研究史を調べることから始めます。関連のある先行研究の状況を知るために、過去の文献から系統的に調査することが不可欠です。この分野は、関連のある心理学、看護学、医学などに比べて新しい分野なので、先行研究の数も少なく調べやすいと思いますが、まだ発表されていないか、研究をする必然性があるかを確認する作業として重要です。文献レビューの方法として、図書館利用技術、インターネットによる検索の方法は学ばねばならない技術です。

5・3・2　音楽活動の効果の研究法

　音楽活動の効果を研究する方法には大きく分けると、2つの方法があるといえます。

1つは、音楽が人間の心身にどのような影響をもたらすものなのかを研究する基礎研究、2つ目は、実際に対象者と活動していくなかで、音楽活動が効果的に働いた事実を積み上げて研究する臨床研究という方法です。

　私たちは日常のなかで、あるとき、ある音楽が心にしみて助けられたこと、またあるときは音楽によって晴れ晴れとした気分になったことなど、本当にシンプルに、どうしてあの音楽だったのだろうと疑問に思うことがあります。そのことを調べてみようと思うことは、基礎研究の始まりといえます。また、脳卒中などによりある日突然障害をもってしまい、精神的にも意欲をなくしてしまった人が、音楽活動に参加していくうちに、少しずつ積極性が戻ってきたという経験から記録を読み返していくと、音楽活動と対象者の因果関係が見えてくることがあります。これが臨床研究の始まりです。それぞれの説明は、専門書に譲ることにします。ここでは、こうして生まれたつたない例ではありますが、私の研究の例をそれぞれひとつずつあげておきたいと思います。そしてこれは、私も皆さまもこれからやっていかなければならない仕事だと思います。今後は皆さまと研究会をもち、進めていきたいと思っているところです。

基礎研究

原 著

指尖部皮膚表面温度の寒冷負荷試験における音楽聴取の効果・Ⅱ
―心電図 R-R 変動および心理学的変化との比較―

山崎　郁子、三崎　一彦、澤田　雄二、山田　亨

要約:

　音楽聴取が自律神経作用に及ぼす影響について、前回はサーモグラフィによる、指尖部皮膚表面温度の寒冷負荷試験での測定を行った。今回は、心電図 R-R 間隔変動を測定し、両者の結果を比較検討した。健康成人を対象に副交感神経作用を評価するために心電図 R-R 間隔変動を測定した。指標として、R-R 間隔の平均値、CVR-R、HF、LF/HF を算出した。また楽曲聴取による感情状態の変化を多面的感情状態尺度・短縮版(MMS)を用いて測定した。さらに心電図 R-R 間隔変動の 4 つの指標と MMS との相関係数を算出し、楽曲聴取時の自律神経作用と感情状態との相互作用を調べた。前回と同じく鎮静的楽曲として J.S.バッハ「管弦楽組曲第 3 番アリア」と覚醒的楽曲として A.ヴィヴァルディ「合奏協奏曲「四季」冬第 1 楽章」の 2 曲を呈示した。その結果、R-R 間隔の平均値の変化、CVR-R の平均値の変化、スペクトル解析による HF の平均値の変化、LF/HF の平均値の変化では、いずれも聴取楽曲の違いによる有意差は見られなかった。自律神経作用と感情状態との相関では、聴取楽曲によらず非活動的快、親和、集中で負の相関を示し、敵意、驚愕で正の相関を示すことがわかった。感情状態の変化では、前回の報告と同様バッハで鎮静的感情を、ヴィヴァルディで覚醒的感情を誘導する結果が得られた。また前回報告したサーモグラフィによる測定では、バッハ聴取で交感神経作用が抑制され、ヴィヴァルディ聴取で亢進されたのに対し、今回の副交感神経作用の評価としての心電図 R-R 間隔変動の測定結果では、2 曲間で有意差は得られなかった。

Key words: 音楽, サーモグラフィ, 自律神経作用, 心電図 R-R 変動, 感情状態

はじめに

　現在のような赤外線サーモグラフィ装置は、1957 年英国の Lawson による液体窒素冷却 InSb 検知器を用いた電子計測法の出現により、医用画像としての利用が開始されはじめた。

　わが国においては、1964 年米国のバーンズ社のサーマルカメラが日本に導入され、医用サーモグラフィの研究が始まった[1]。本格的にサーモグラフィを用いて自律神経活動を見ていこうとする研究は、日本サーモグラフィ学会の第 3 回大会 (1986) において、入来の特別講演[2]に始まり、近年増加傾向にある。

　筆者らはこれまで、健康成人を対象に対称的な感情を誘導するとされる 2 曲について、8℃冷水寒冷負荷に伴う指尖部皮膚表面温度の変化をサーモグラフィにより測定し、音楽聴取が人体に及ぼす影響について調べた。その結果、被験者ごとの音楽聴取前と聴取中での非負荷側の皮膚表面温度回復緩和時間の比においても、誘導された感情状態においても 2 曲をそれぞれ概ね鎮静的、刺激的と考えられることがわかった[3]。

　しかしながら、このサーモグラフィを用いた実験では、被験者の体温や寒冷負荷をかけた時の回復時間などに個人差が生じ、反応も様々であった。そこで筆者らは、他の確立された自律神経活動の測定方法との比較をしてみる必要があると考えた。サーモグラフィと同様、非侵襲的かつ客観的な定量的検査法のひとつである心電図 R-R 間隔変動測定による副交感神経作用を測定した。加えて寺崎 (1991) らの多面的感情状態尺度・短縮版[4] (以下 MMS) および独自に作成した楽曲への好みなどの評価を行い、それらの相関についても検討した。さらに指尖部皮膚表面温度の寒冷負荷試験下での交感神経活動の変化の測定との比較検討を試みた。

対象及び方法

1) 対象

　18 才から 32 才 (平均 23.2±5.3 歳) の健康な男性 8 名、女性 8 名を対象として行った。研究計画および測定に関して、茨城県立医療大学の倫理委員会より承認を得、口頭による実験の説明後、被験者より文書にて同意を得た。

2) 方法

　心臓活動電位は、マルチテレメータシステム (日本光電 WEB-500) で増幅し、デジタルデータレコーダ

（TEAC RD-200T）により記録保存され、実験終了後解析された。音響装置は、楽曲聴取のためのヘッドホン（YAMAHA HPE-170）、オーディオセット（SC-HD50C 松下電器）、ＣＤ（PHLIPS:HT-121、HT-133）を使用した。

誘導された感情状態は、MMSおよび独自に作成した、楽曲に対する親近・選好・関心、測定時の心理的緊張、音楽に対する日常的親近性に関する質問紙を使用して評価した。

対象者には、CM5電極誘導法に従ってマイナス電極を胸骨、プラス電極を左第5肋間の位置にそれぞれ装着した。つぎに、安静状態で年齢、性別、前夜の睡眠時間、直前の食事時間、薬の服用の有無、循環器既往歴の有無などの一般的調査項目に加えて、MMSにより初期安静時の感情状態を記入させた。その後、楽曲聴取のためのヘッドフォンを装着して仰臥位をとらせ、測定を開始した。楽曲聴取前、聴取中、聴取後の各6分間にわたり心電図測定を行い、実験中は開眼を保つように指示した。一回の測定終了ごとに、MMSおよび独自に作成した楽曲への親近・選好・関心に関する評定尺度を用いて、感情状態および楽曲への好みの評価を行った。

用いた楽曲は前出の2曲、すなわち谷口（1995）が80曲におよぶ楽曲を10数名に評価させた結果から、鎮静的、刺激的という対称的な感情を誘導するとされた[5] J.S.バッハ「管弦楽組曲第3番アリア」（PHILIPS:HT-121）（以下バッハ）とA.ヴィヴァルディ「合奏協奏曲「四季」冬第1楽章」（PHILIPS:HT-133）（以下ヴィヴァルディ）を用いた。楽曲の聴取順序をランダムに対象者に割り付け、上述の実験手続きを2回反復して、聴取させた。

心電図R-R間隔変動を測定し、自律神経作用を反映する以下の3つの生理的指標を算出した。(1) R-R間隔の平均値、(2) 100心拍のR-R間隔の平均値（M）と標準偏差（SD）から算出するCV_{RR}、(3) R-R間隔を周波数解析して得られた、0.15Hz〜05.Hzの高周波成分（以下HF）と0.04〜0.15Hzの低周波成分（以下LF）との比（LF/HF）。

得られたデータは、一元配置分散分析法により、統計的有意性について検定し、相関係数の算出は、表計算ソフトExcelの分析ツールを使用した。

結果

1）楽曲聴取によるMMSの変化

聴取前の感情状態と比較し、抑うつ・不安が楽曲聴取により減少した（p<0.01）。聴取楽曲間で比較すると、バッハが有意に高かったカテゴリーは、非活動的快、親和、集中（p＜0.01）であった。一方ヴィヴァルディが有意に高かったカテゴリーは、活動的快（p＜0.01）、敵意（p＜0.05）、驚愕（p＜0.05）であった。（図1）。

2）楽曲聴取による自律神経作用の変化

R-R間隔の平均値の変化、CV_{RR}の平均値の変化、スペクトル解析によるHFの平均値の変化、LF/HFの平均値の変化では、いずれも聴取楽曲の違いによる有意差は見られなかった。しかし、聴取前を基準としてどちらの曲でも、聴取中から聴取後への変化をみると、R-R間隔の平均値の変化（P＜0.05）、CV_{RR}の平均値の変化（p＜0.01）、で有意差が認められた（図2〜5）。

3）楽曲聴取による自律神経作用と感情状態との相関

心電図指標においては、HFが概ね心臓の迷走神経機能すなわち副交感神経作用を反映しているといわれている。また、LFは主に心臓交感神経機能を反映し、加えて迷走神経つまり副交感神経作用も反映しているといわれている[6]。これらの比（LF/HF）は、値が高ければ交感神経作用優位を意味し、値が低ければ副交感神経作用優位を意味している。LF/HFとMMSの評定得点の相関係数からは、聴取楽曲によらず非活動的快、親和、集中で負の相関を示し、敵意、驚愕で正の相関を示すことがわかった（表1）。

考察

MMSの感情カテゴリーのうち、非活動的快、親和、集中で高得点を示したのはバッハであり、敵意、驚愕で高得点を示したのはヴィヴァルディであった。この結果から、バッハで鎮静的感情を誘導し、ヴィヴァルディで覚醒的感情を誘導したと考えることができ、前回報告した指尖部皮膚表面温度の寒冷負荷試験の結果と一致した。

副交感神経機能を反映しているとされるR-R間隔の平均値の変化とCV_{RR}の平均値の変化については、2曲間で有意な差は得られなかった。しかし聴取前を基準として聴取中から聴取後の変化を見ると、その値は増大し、有意差が認められた。このことは音楽聴取の効果とも考えられるが、安静仰臥姿勢を保つこと、聴取後に6分間の無音を設けたことなどからくる様々な要因も考えられる。音楽聴取の効果のみを検証するためには、これらの要素を取り除いた実験デザインを今後考えていく必要がある。

心電図指標のHFの平均値の変化からは、副交感神経作用を反映するような有意性のある結果は得られなかった。また、LF/HFの平均値の変化からは、バッハで聴取前を基準として聴取中に値が減少するにとどまり音楽聴取による生理的変化を明確に捉えることはできなかったといえる。

しかし心電図指標 LF/HF と心理指標の相関では曲目によらず相関の符号が一定であった。そのことはつまり、心理指標で非活動的快、親和、集中をより感じた被験者ほど生理指標で鎮静的傾向を示したといえる。反対に心理指標で敵意、驚愕をより感じた被験者ほど生理的指標で覚醒的傾向を示したといえる。このことから心身の相関としては一貫性をもった結果が得られたと考えられる。

我々がすでに報告した指尖部皮膚表面温度の寒冷負荷試験の結果では、バッハ聴取で生理的鎮静、ヴィヴァルディ聴取で生理的覚醒を示す結果が得られている[3]。一方今回の心電図指標では、聴取楽曲の違いによる有意差は得られず、LF/HF と心理指標からは、心理指標と自律神経作用の相関を読み取れるにとどまった。非侵襲的、非接触的測定方法であるサーモグラフィは、電極の装着等を必要とする心電図による測定方法よりも、心理的な負担が少ない可能性も考えられる。こうした測定法による結果の相違については、今後さらに被験者を増やすことや実験方法の改善などにより比較していく必要があると思われる。

また楽曲の提示に関しては、本来楽曲の聴取は個々人によってその受け取り方が異なるはずであるのに、従来の研究では検査者が適宜選んだもの[7][8]、対象者の好みの曲を聴かせたもの[9][10]など特に選曲に注意が払われているとは思われないものがほとんどであった。筆者らは、今後の研究において検査者が選ぶ楽曲の検討、被験者の好みの楽曲などさらに考慮する必要があると考える。

我々が作業療法や音楽療法場面において音楽を提供する場合、個々の感情状態や好みが重要な因子となる。今後、治療場面で対象者ひとりひとりに最適な音楽を提供するために、楽曲による傾向の違い、対象者の「好み」の個別性などについて、実証的データに基づいてより詳細に検討していきたい。

文献

1) 藤正 巌、蟹江良一、石垣武男：最新医用サーモグラフィ. 日本サーモロジー学会, 1999.

2) 入来 正躬：体表温の生理学的基礎－皮膚血流とその調節－. Biomedical Thermology 6 (1), 1986.

3) 山崎郁子、山田 亨、三崎一彦、澤田雄二：指尖部皮膚表面温度の寒冷負荷試験における音楽聴取の効果. Biomedical Thermology 20 (3), 2000.

4) 寺崎正治、古賀愛人、岸本陽一：多面的感情状態尺度・短縮版の作成. 日本臨床心理学会第 55 回大会発表論文集: 435, 1991.

5) 谷口髙士：音楽作品の聴取によって喚起される感情の違いについて. 大阪学院大学人文自然論叢 35：9-23, 1997.

6) 日本自律神経学会編「自律神経機能検査」文光堂, 2000.

7) Stratton, V. N., Zalanowski, A. H.: The Relationship between music, degree of liking and self reported relaxation. Journal of Music Therapy, 21: 184-192, 1984.

8) Sherman D. Vanderark and Daniel Ely: Cortisol, biochemical, and galvanic skin responses to music stimuli of different preference values by college students in biology and music. Perceptual and Motor Skills, 77:227-234, 1993.

9) 永田勝太郎：音楽の生体への生理学的効果. 看護展望 12 (3): 337-342, 1987.

10) 永田勝太郎、釜野安昭、岡本章寛他：心身医学からみた音楽療法. 臨床精神医学 18(12): 1833-1838, 1989.

所属

山崎郁子

神戸大学医学部保健学科
〒654-0142　兵庫県神戸市友が丘 7-10-2

三崎和彦

専門学校日本福祉リハビリテーション学院
〒061-1373　北海道恵庭市恵み野西 6-17-3

澤田雄二

札幌医科大学保健医療学部
〒060-8556　北海道札幌市中央区南 3 条西 17

山田 亨

産業技術総合研究所　脳神経情報研究部門　脳機能計測研究グループ
〒305-8568　茨城県つくば市梅園 1-1-1

表1　楽曲聴取時の感情状態と心電図 LF/HF の値の相関係数

	抑うつ不安	敵意	倦怠	活動的快	非活動的快	親和	集中	驚愕
Bach	0.003	0.003	0.066	0.295	-0.070	-0.460	-0.288	0.098
Vivaldi	0.631	0.362	-0.010	-0.499	-0.360	-0.569	-0.021	0.494

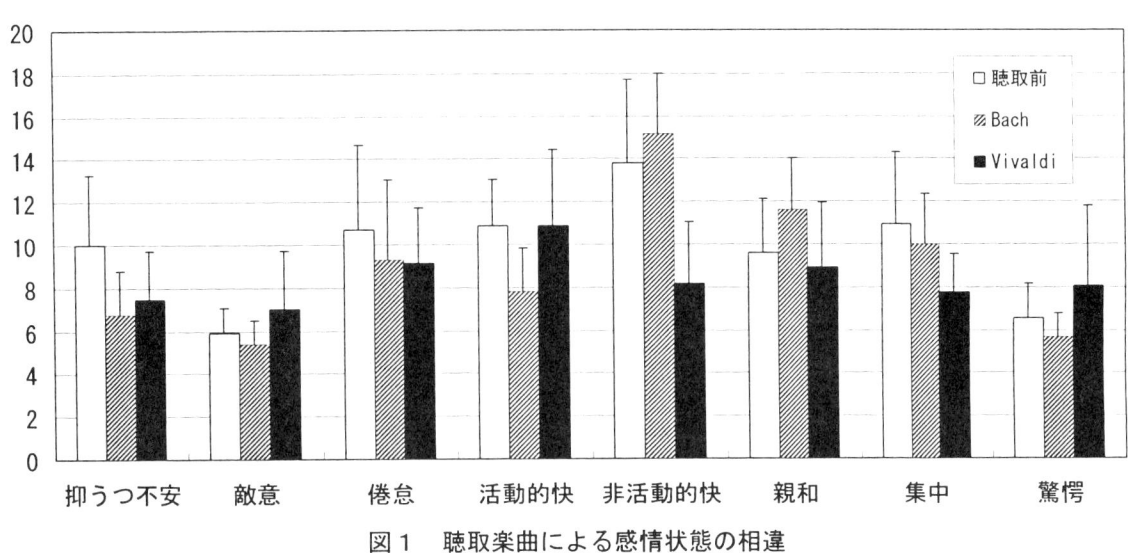

図1　聴取楽曲による感情状態の相違

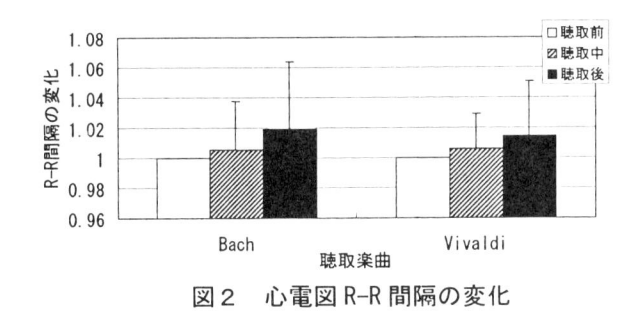

図2　心電図 R-R 間隔の変化

図3　心電図 CVr-r 変化

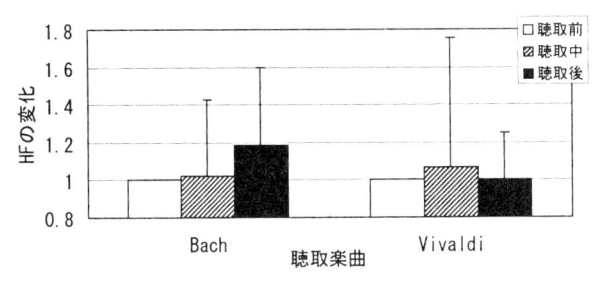

図4　心電図 R-R 間隔のスペクトル解析による HF の平均値の変化

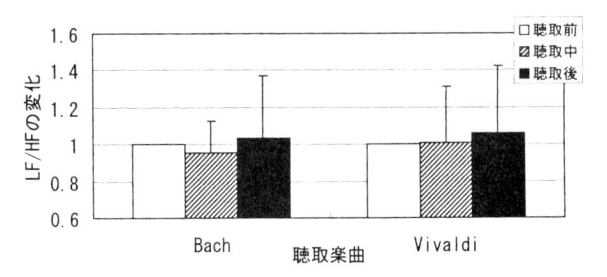

図5　心電図 R-R 間隔のスペクトル解析による LF/HF の変化

The Effect of Hearing Music on Skin Surface Temperature of the Finger Apices by Cold Stimulation Test

Ikuko Yamazaki, Kazuhiko Misaki, Yuji Sawada, Toru Yamada

Kobe University School of Medicine, College of Japan Rehabilitation,
Sapporo Medical University School of Health Sciences,
National Institute of Advanced Industrial Science and Technology

Previously, the influence of hearing music on autonomic nerve function on skin surface temperature of the finger apices through the application of a cold stimulation test was measured by thermography. In the present study, electrocardiogram R-R space drifting was measured for adults in good health in order to evaluate parasympathetic nerve action and the results of both studies were compared.

As an index, the mean of R-R interval, CVR-R, HF and LF/HF was calculated. In addition, change of emotional state by hearing music was measured with the multiple mood scale / short version (MMS). Furthermore, a coefficient of correlation in four indexes of electrocardiogram R-R space drifting and MMS was calculated and interaction between autonomic function in hearing music and emotional state was examined.

Two pieces of music were used, as in the previous study. One was the first movement of "Winter" from "The Four Seasons" by A. Vivaldi for arousal and the other was the aria from Orchestral Suite No.3 by J.S. Bach for sedation.

As a result, significant changes in mean of R-R interval, alteration of mean of CVR-R, alteration of mean of HF by spectrum analysis, and alteration of mean of LF/HF by hearing different music was not seen in all cases. The correlation between autonomic function and emotional state showed a negative correlation in non-active pleasant, affinity and concentration, and showed equilateral correlation in hostility and surprise that did not depend on hearing music. Regarding change of emotional state, the consequence of arousal in Vivaldi and sedation in Bach was provided, as in previous tests.

In addition, by the measurement of thermography in the previous report, sympathetic nerve action was inhibited by hearing Bach and was accelerated by hearing Vivaldi. On the other hand, in this study, by the measurement of electrocardiogram R-R interval drifting as an evaluation of parasympathetic nerve action, there was no significant difference between the two pieces.

Key words: music, thermography, autonomic nerve function, electrocardiogram R-R space drifting, emotional state

---

出典）山崎郁子, 三崎一彦, 澤田雄二, 山田 亨. 指尖部皮膚表面温度の寒冷負荷試験における音楽聴取の効果(II). 心電図R-R変動および心理学的変化との比較. 日本サーモロジー学会誌 2007; 26(4): 104-108.

臨床研究
症例研究

前頭葉損傷患者に対する音楽を用いた作業療法

山崎郁子*・安岡利一**・小沢健一**
*茨城県立医療大学保健医療学部作業療法学科，**茨城県立医療大学付属病院

Occupational Therapy : Therapeutic Approach with the Use of Music for a Patient with Frontal Lobe Damage

I. Yamazaki*, T. Yasuoka**, K. Ozawa**
*Ibaraki Prefectural University of Health Sciences, School of Health Sciences, Department of Occupational Therapy, Ibaraki
**Branch Hospital, Ibaraki Prefectural University of Health Sciences, Ibaraki

I. はじめに

1997年7月より，茨城県立医療大学付属病院において，音楽を用いた作業療法が開始された。当病院は看護学科，理学療法学科，作業療法学科，放射線技術科学科からなる茨城県初のリハビリテーション専門病院である。

そこで筆者らは，前頭葉損傷による自発性低下と失語症のみられる脳血管障害の症例を中心に，音楽を用いた5人グループの作業療法を試みることとなった。

前頭葉損傷患者に対する治療法の研究をみると，そのほとんどが内科的薬物療法に関するものである。これらの多くは脳の損傷そのものに対する治療という観点からのもので，情緒，意欲という観点からの研究は難しいことから，まだあまり手がつけられていないのではないかと考えられる。そのようななかで，三井ら[2]は作業療法の立場から，前頭葉を中心とした病変により発動性低下，右運動無視，失行など多彩な症状を呈した症例に対し，定位反射に基づいた両手協調動作の反復訓練により，入力から出力への情報伝達が促通・増強され，運動無視が改善したという症例報告をしている。

しかしながら，筆者らの知りうる限り，前頭葉損傷患者に対する音楽を用いた研究はない。われわれが特に前頭葉損傷による自発性低下のみられる患者に注目した点は，音楽が直接人間の感情にはたらきかける性質のものであることから[1]，音楽活動を通じて前頭葉に刺激を与えることにより，自発性を引き出し，患者の病棟内生活，さらには退院後の社会（家庭）生活の質の向上に良い影響を及ぼすのではないかと考えたからである。

今回は，そのグループのメンバーのひとり，感情失禁，自発性低下，失語のある右片麻痺の症例の1997年10月23日から1998年4月14日までの約6か月の経過をもとに，その知見を報告し考察を行った。

II. グループ音楽活動の概要

約50平方メートルの院内音楽言語療法室において，毎週1回60分のセッションを行った。セラピストをはじめスタッフ5名，患者5名，患者の家族3～4名という体制で活動した。治療期間は患者の入院期間に応じて，おおむね6か月であった。治療目標としては自発性の向上，発声機能の向上，コミュニケーション能力の向上，上肢関節可動域（上肢ROM）の維持，趣味の拡大の5つをあげた。実施形態としては自己紹介，今月の歌として誰もが学校で習うような季節の歌を毎月2曲全員で歌う，マイクを持って好きな歌をひと

Key words：前頭葉損傷，脳梗塞，音楽，作業療法，自発性の向上

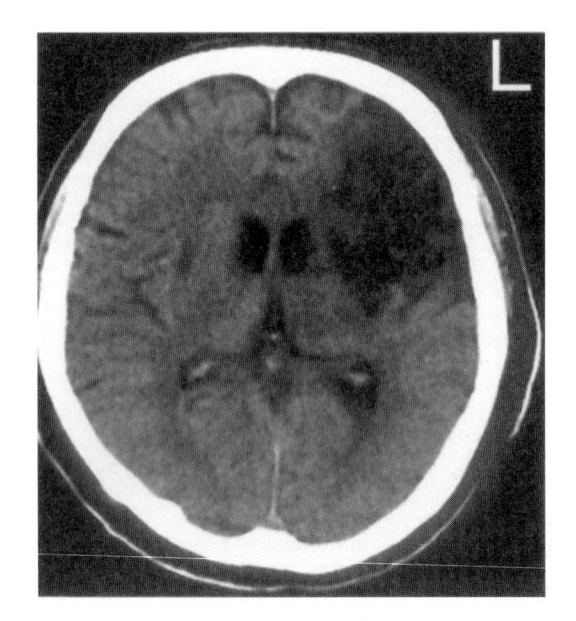

図1 頭部CT像

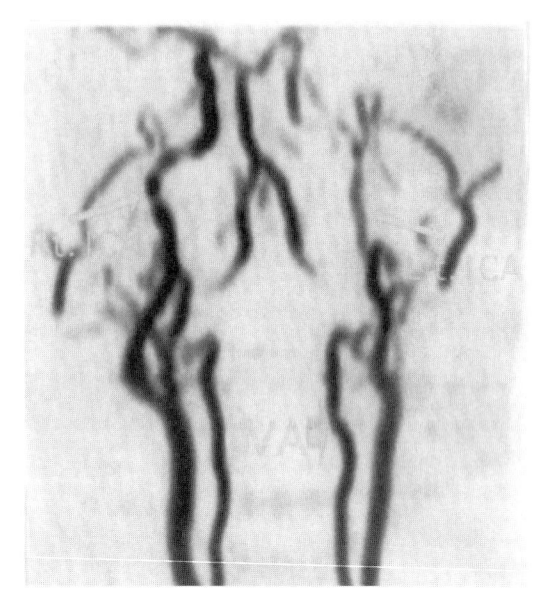

図3 頸部MRA像

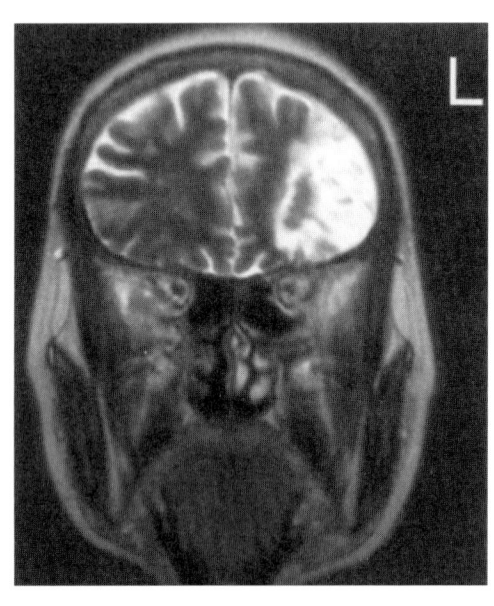

図2 頭部MRI像

り1曲ずつ歌う，民謡を歌いながら体操をする，民謡を歌いながら太鼓をたたく，トーンチャイムのコードを鳴らしながら今月の歌を歌うなどであった．

III. 症　例

患者：63歳，女性

現病歴：1997年6月3日，意識障害で倒れているところを家人に発見され，T病院に入院．脳梗塞と診断され，右完全片麻痺と全失語を認めた．6月23日より起立訓練，平行棒内介助歩行を目的に理学療法（以下PT）が開始された．9月11日，リハビリテーション目的のために当院に入院となり，1998年4月14日退院した．

病前は太極拳の先生で，音楽が好きであった．

頭部CT所見：左中大脳動脈領域の広範な低吸収域を認める（図1）．

頭部MRI所見：左中大脳動脈領域の広範な閉塞像（図2）．

頸部MRA所見：左内頸動脈の閉塞を認める（図3）．

入院時評価：病棟，PT，作業療法（以下OT），言語療法（以下ST）による評価をまとめると，重度の失語と発動性低下のためコミュニケーション困難，食事以外の日常生活動作全介助，Brunnstrom Stage右上肢II，手指II，下肢II～III，関節可動域（以下ROM）右上肢，下肢とも制限がみられ，痛みをともなうところもある．

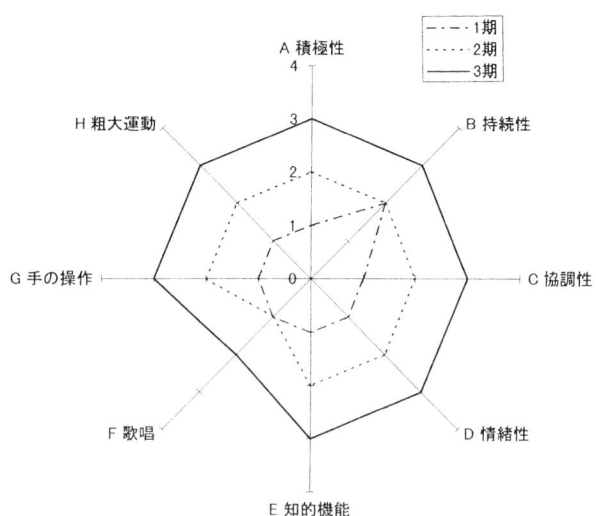

図4 音楽活動ダイヤグラム

音楽活動開始時評価：重度の失語と発動性低下のためコミュニケーション困難，音楽にほとんど反応なく，松井の音楽活動チェックリスト（MCL-S）によると持続性は2だが，それ以外はすべて1であった（図4）。

治療経過：1997年9月12日よりOT，PT，STが開始された。OTでは実用的な働きかけで運動想起を中心に調理動作などにより，自発性の向上，コミュニケーションの確立，麻痺側上肢の機能改善を目的に毎日訓練を行った。PTでは立ち上がり，立位バランス，平行棒内歩行訓練が中心で起居動作および移動動作が誘導して可能となることを目的に毎日行われた。STでは週に1〜2回言語面への直接的な働きかけが行われた。

音楽活動は，これらの訓練でほとんど変化がみられないということで，担当の作業療法士からの提案により約1か月半遅れて開始された。週1回，1時間の5人の集団活動ではあったが，この音楽活動における本症例の変化に即応してOT，PT，ST場面でも変化がみられたが，特に24時間体制で変化を追える病棟での変化と対比させて呈示する。本症例の情緒面，自発性，発声機能面，身体機能面の4項目を，音楽活動を適応した6か月間の経過を1，2，3期に分けて検証した。

1. 第1期（1997.9〜11） 自発性出現期

音楽活動では，あいさつやマイクを差し出すなどのセラピストの働きかけに下を向いたまま無反応であったが，次第に顔を上げたり，マイクを受け取るなど参加の意思を表現するようになる。歌唱活動では，口は動かさず，声も出さないが，曲の間中顔を上げているところから，返事に「ウー」という母音が出現する。楽器操作，体操など身体機能面は，健側，患側とも全介助であった（図4）。

病棟では表情硬く，うつむきがちで感情失禁がみられたが，次第に「ありがとう」の意味の微笑みや，おかしな話しを聞いて吹きだしたり，朝の挨拶に「うーん」と返答が聞かれるようになった。身体機能面では更衣，入浴，排泄，移動は全介助であったが，食事は柄つきスプーンを使用し約1時間かけて自力摂取するようになり，歯みがきを行うことができ，鏡の前では髪を整えるしぐさがみられた。

2. 第2期（1997.11.〜1998.2.） 自発性向上による身体機能改善期

音楽活動では周囲のメンバーの顔をみまわしたり，「今月の歌」を歌っているときや他のメンバーが歌っているときに泣き出すというかたちでの感情表現が現れた。また，差し出されたマイクを受け取り，口へ近づけ，前奏を聴いてから声を出し，曲が終わるとマイクをセラピストに返すというように自発動作が増加した。さらに，「ウーー」という長母音が出現し，フレーズごとに息継ぎをし，わずかではあるが曲の音程の変化に即応した声の音程の変化が出せるようになった。太鼓では健側で曲のリズムに合わせてたたき，曲が終わるとバチを片付け，ギロでは患側で本体を押さえ健側でスティックを握り曲のリズムに合わせて鳴らすなど，身体機能面の向上がみられた（図4）。

病棟では問いかけに対し泣いて答えるところから始まり，「うん」と答えるときと何の応答もないときなど，表現に幅が出現した。更衣動作ではボタンはめを試みるという自発動作が現れた。応

答に用いられる「うん」という発声が明瞭になった。トイレと自室の往復では健側上肢で車椅子駆動が可能になり，身体機能面の向上が顕著に現れた。

3．第3期（1998.2.～4.）自発性拡大による日常生活動作自立度向上期

音楽活動ではいくつかの曲の中から自分の歌いたい曲を選ぶときに「ウー」や「アーー」と声を出して意思を表現したり，差し出されたマイクを受け取り，構え，曲に合わせて発声するという動作に積極性が現れ，さらにマイクを構えたときに自分で選曲した曲をこれから歌うのだという表情がみられるなど，感情表現にも積極性が増加した。太鼓では両手にバチを持ち，健側で曲のリズムに合わせてたたく活動が正確さを増した。発声機能面では不明瞭ではあるが，曲のおしまいの歌詞を曲に合わせて発声したり，曲の音程変化に即応した声の音程変化が，少しずつではあるが明瞭になってきた。最終セッションでは，「埴生の宿」という歌の1番を不完全ではあるが，ほとんど全曲歌詞を発音し，曲の音程変化に即応した声の音程変化もつけて歌うことができた。身体機能面では前出の太鼓動作に代表されるように患側上肢を使うという意識が出現し，健側上肢の明瞭的確な動作が増加した（図4）。

病棟では，「おやつを食べたかったら手を握ってください」という問いかけに手を握って答えたり，ニッコリ笑ったり，泣いたりすることで，相手に自分の気持ちを伝えられるようになるなど，対人反応の増加や自己の感情表現の的確さが増した。食事は介助を拒否するようになり，更衣動作では自らボタンかけをし，トイレ動作ではナースコールで失禁を知らせることからはじまり，次に排尿後泣いて知らせ，さらにはトイレへの誘導によって排尿でき，失敗することが減少した。また，トイレ，洗面台，デイルームなど必要なところへは積極的に自力で車椅子を操作して移動するようになった。これら一連の日常生活動作上では自発性の増加が顕著にみられた。発声機能面では声による応答が増加した。身体機能面では摂食，車椅子駆動，更衣，排泄などの自立度の向上が認められた。

IV．考　察

前頭葉損傷による自発性低下と失語が重度のケースに対して，約6か月間音楽を用いたアプローチを行った。音楽活動場面における自発性の向上にともない，的確な感情表出，発声・言語機能と身体機能の改善，および日常生活動作の一部自立がみられ，次のような点が考察された。

第1に，情緒に直接はたらきかけるという音楽がもっている力が前頭葉損傷による自発性低下のみられる症例に刺激を与え，自発性を引き出し，音楽場面だけにとどまらず，病棟内生活においても，積極的に食事をとり，必要なところへは介助なしに車椅子を動かして移動するというような行動変化を起こさせることができたのではないかと考えられる。

第2に，この症例は病前から歌が好きであったことが有利にはたらいたと思われる。たくさんの作業療法の種目からリハビリテーションのゴール達成のために必要な種目を選ぶ場合，好きなものということは，その動機づけに大きく影響したことと考える。

第3に，このグループ全体，つまりセラピスト，ピアニスト，アシスタント，患者の家族，メンバー全員がきわめて支持的なグループであり，いつもそれぞれが互いのほんの少しの上達でも喜びあい，誉めあって，暖かい環境を作り上げていたことが好影響を与えたと考えられる。人間子どもから大人まで誉められることは気持ちのいいもので，実力以上の力を発揮するということは，よく経験するところである。

このほかにも要因は考えられると思うが，主にこの3つの要素が相乗効果をもたらして，約6か月という短期間で，このようないくつかの変化をもたらしたのではないかと考えられる。

今回は1例を紹介したにすぎないが，その後，前頭葉損傷症例の改善を数例得ている。今後さらに知見を重ね考察を深めていきたいと考えている。

本稿の要旨は第30回日本芸術療法学会（栃木，1998）において発表した。

文　献

1) 松井紀和：音楽療法の手引き．牧野出版（東京），1980．
2) 三井　忍，種村留美，種村　純他：右運動無視を呈した症例に対する両手協調動作訓練．作業療法，15（6）：521-526，1996．
3) 山崎郁子他：作業―その治療的応用．協同医書出版社（東京），p.278-283，1985．
4) 山崎郁子他：基礎作業学　第2巻．協同医書出版社（東京），p.315-325，1990．
5) 山崎郁子：音楽活動と作業療法．作業療法ジャーナル，31(11)：1025-1029，1997．

Summary

Jpn. Bulletin of Arts Therapy, 31 : 47-51, 2000

Occupational Therapy : Therapeutic Approach with the Use of Music for a Patient with Frontal Lobe Damage

Ikuko Yamazaki*, Toshikazu Yasuoka**, Kenichi Ozawa**

We conducted musical activities such as singing, physical exercising with folk songs and playing percussion instruments for a frontal-lobe-damaged patient who lacked spontaneity and suffered from aphasia caused by cerebral vascular accident. Over the course of 6 months, it was found that stimulation by musical activities enabled the patient to demonstrate improvement in spontaneous emotional expression, vocalization, speech, and physical functions, and made the patient independent in some areas of activities of daily living (ADL).

Key words : frontal lobe damage, cerebral infarction, music, occupational therapy, improvement of spontaneity

*Ibaraki Prefectural University of Health Sciences, School of Health Sciences, Department of Occupational Therapy. 4669-2 Ami-machi, Inashiki-gun, Ibaraki, 300-0331 Japan.
**Branch Hospital, Ibaraki Prefectural University of Health Sciences. 4669-2 Ami-machi, Inashiki-gun, Ibaraki, 300-0331 Japan.

出典）山崎郁子，安岡利一，小沢健一：前頭葉損傷患者に対する音楽を用いた作業療法．日本芸術療法学会誌 2000；31(1)：47-51．

5・4　音楽活動の研究発表の方法

　　研究発表の方法には、学会での口述発表とポスター発表、各種学会の機関誌に論文を投稿し採択され掲載されて発表する方法があります。論文発表については「5・3・2 音楽活動の効果の研究法」(p. 90)のところで示しましたので、ここでは、学会発表の例として、口述発表のスライドという形に合わせて発表内容を整理したものを示します。

5・4・1 学会発表

前頭葉損傷患者の音楽活動による精神機能の回復過程

山崎 郁子　茨城県立医療大学保健医療学部
安岡 利一　茨城県立医療大学付属病院
山田 亨　産業技術総合研究所脳神経情報研究部門

I. はじめに

- これらの患者の中で脳血管障害、頭部外傷などの原因により前頭葉に損傷を負った患者の一部には、選択的注意や自発性の低下、情動失禁などが生じ、このことが訓練をせずにぼーっとしている、すぐに泣き（笑い）出してしまって訓練にならないなど、訓練プログラム遂行の著しい障害になるケースがしばしば存在する。
- 茨城県立医療大学付属病院は、1996年12月に茨城県では最初に開設された公立のリハビリテーション専門病院であり、リハビリテーション期にある様々な疾患の患者に対してPT、OT、STなどからなるリハビリテーションプログラムが実施されている。
- 我々は1997年6月から、こうした症例に対して音楽活動を実施している。その中で、1998年の本学会で発表した症例にはじまる、初回時の評価でみられた選択的注意の低下や情動失禁が音楽活動のセッション回数を重ねるとともに改善し、自発性の向上や他の参加者とのコミュニケーションの頻度が上がるにつれて、PT、OT、STなどの訓練効果も相乗的に向上していくという経過を辿った症例を少なからず経験してきた。
- 今回は10症例を示し、その中から特に変化の著しかった1症例について、その経過中激しい感情表出の見られた転機となる出来事を捉え、その前後における精神機能回復過程を報告する。

II. 方法

約50平方メートルの院内音楽言語療法室において、毎週1回60分のセッションを実施した。作業療法士と音楽療法ボランティアあわせてスタッフ6～8名、患者5名（時には患者の家族の参加もある）という体制で活動した。

1. セッション内容
1) あいさつ
2) 今月の歌
3) 体操
4) 太鼓
5) 歌唱
6) トーンチャイム
7) あいさつ

2. 評価

セッション内容1)～7)の各内容ごとに、松井の「MCL-S音楽療法チェックリスト」をもとに当音楽活動用に手を加えた評価表を用いて積極性、持続性、協調性、情緒性（表出、周囲の状況との共感性・整合性）、知的機能、発声・発語、歌唱、手の操作の9項目について1～4段階評定尺度法を用いて評価を実施し、初回、中間、終了の各期を比較した。

今回は特にその中から、積極性、情緒性（表出、周囲の状況との共感性・整合性）、知的機能、歌唱、手の操作について検討した。

III. 症例

	年齢	性別	疾患名	障害名	前頭葉症状	入院日数	音楽活動数
A	62	男	多発性脳梗塞	右片麻痺	自発性の低下 見当識障害	141	13
B	63	女	脳梗塞	右片麻痺	感情失禁 自発性の低下	216	21
C	69	男	左被殻出血	右片麻痺	自発性の低下	152	11
D	66	男	脳梗塞	右片麻痺	自発性の低下	162	17
E	56	男	左被殻出血	両側片麻痺	自発性の低下	261	20
F	69	女	脳梗塞	左片麻痺	自発性の低下	214	13
G	64	女	くも膜下出血	左不全麻痺	見当識障害 軽度感情失禁	15 外来	7 （継続中）
H	75	男	脳梗塞	右片麻痺	見当識障害	90	7
I	33	女	脳幹小脳梗塞	右片麻痺	自発性の低下	22	6
J	75	女	右視床出血 後遺症	左片麻痺	見当識障害	48 外来	9

前頭葉損傷症例のCT画像

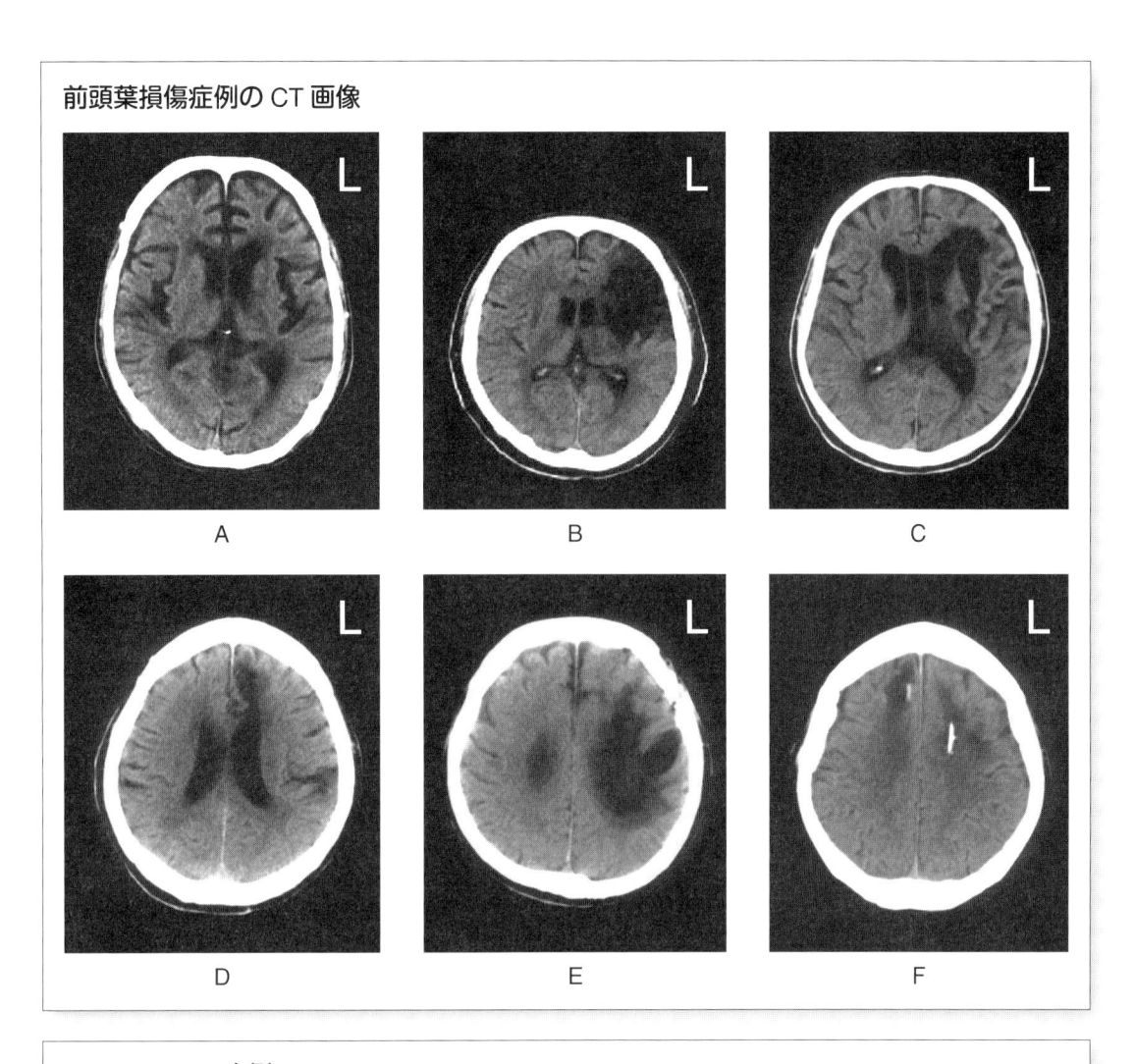

A　　　　　　　　B　　　　　　　　C

D　　　　　　　　E　　　　　　　　F

3. 症例A
1）経過
積極性

> 自己紹介はしない。
> 身体活動では目の前に与えられればわずかに活動する。
> 歌唱ではマイクを拒否、選曲は指差しで伝え、口は動かすが声は出さない。

↓

> 身体活動では動かし方を工夫する。
> 歌唱ではマイクは拒否するが、曲目リストの中から言葉にして「北の旅人」を選曲し、声量は小さいが一番を完全に歌う。

↓

> 今月の歌の指揮、ゴムの輪の体操、太鼓活動への参加が積極性を増す。
> 歌唱では、「北の旅人」を選曲し途中で涙を流し声がつまってしまう場面もあったが、良く通る声で一番から三番まで歌う。

↓

> 自己紹介をする。→メンバーの皆さんに会釈をする。
> 歌唱では、1〜2週ごとに異なった曲を選曲するようになる。
> （ブランデーグラス→恋の町札幌→夜霧よ今夜もありがとう→ガラスのジョニー）
> 隣のメンバーに話しかけられ答えを返す。隣のメンバーに話しかける。

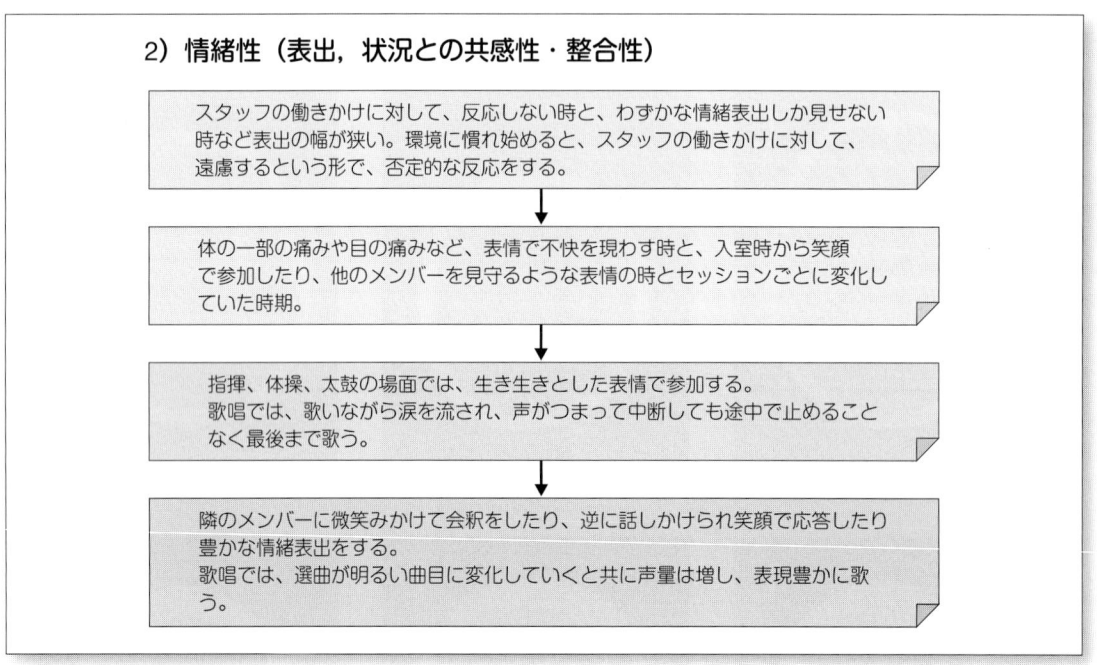

2）情緒性（表出，状況との共感性・整合性）

> スタッフの働きかけに対して、反応しない時と、わずかな情緒表出しか見せない時など表出の幅が狭い。環境に慣れ始めると、スタッフの働きかけに対して、遠慮するという形で、否定的な反応をする。

↓

> 体の一部の痛みや目の痛みなど、表情で不快を現わす時と、入室時から笑顔で参加したり、他のメンバーを見守るような表情の時とセッションごとに変化していた時期。

↓

> 指揮、体操、太鼓の場面では、生き生きとした表情で参加する。歌唱では、歌いながら涙を流され、声がつまって中断しても途中で止めることなく最後まで歌う。

↓

> 隣のメンバーに微笑みかけて会釈をしたり、逆に話しかけられ笑顔で応答したり豊かな情緒表出をする。歌唱では、選曲が明るい曲目に変化していくと共に声量は増し、表現豊かに歌う。

3）評価

この評価は、特に以下の6項目について1～4段階評定尺度法を用いて得られた活動ごとの得点の平均値を示す。

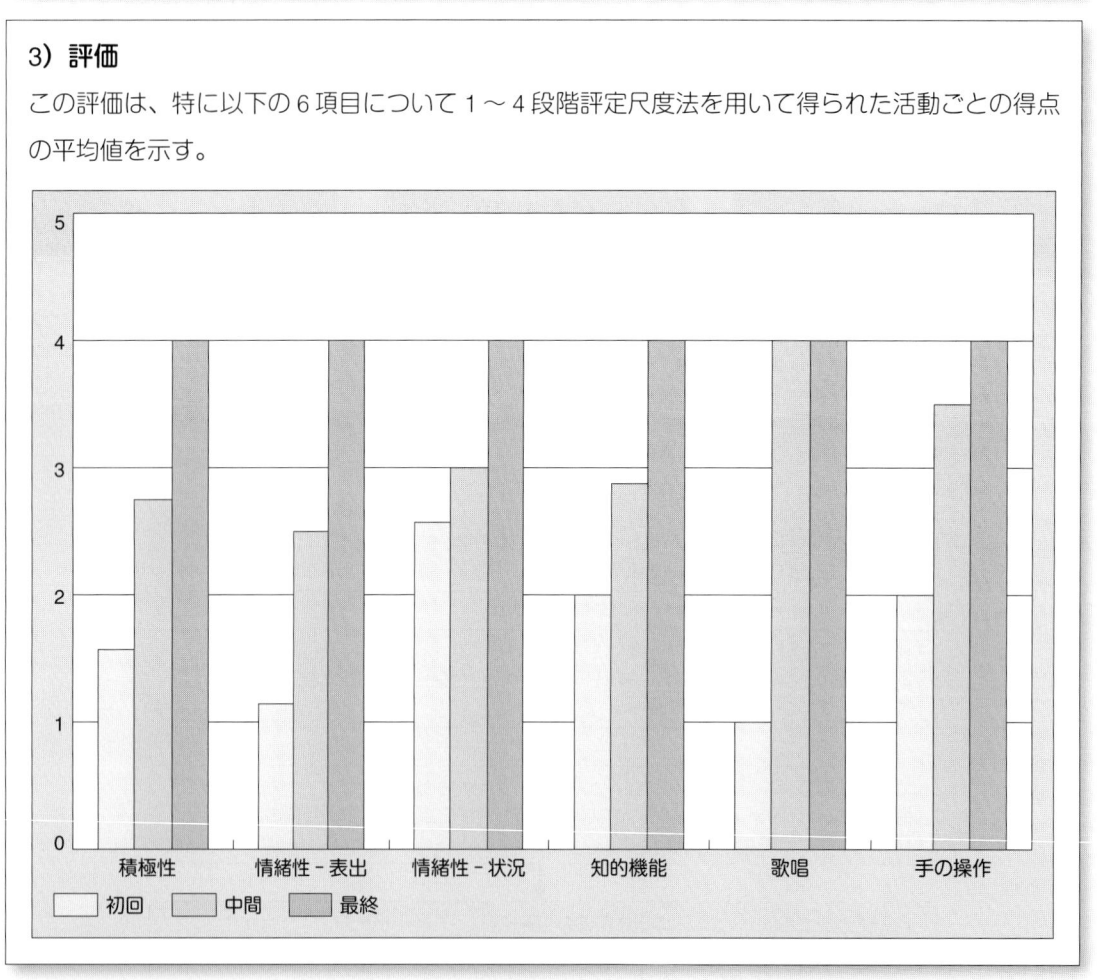

項目	初回	中間	最終
積極性	1.5	2.75	4
情緒性−表出	1.1	2.5	4
情緒性−状況	2.5	3	4
知的機能	2	2.85	4
歌唱	1	4	4
手の操作	2	3.5	4

4）転機となる出来事

- 本症例では、全13セッション中のちょうど中間点である7回目のセッションで起こった。
- このセッションでは、他のメンバーの歌の時も口を大きくあけて声量豊かに歌い、隣のメンバーが「できない。できない。」を連発すると、その方のほうを向いて応援のまなざしを送るなど、積極性や情緒表出が顕著に認められた。
- 個別のプログラムである歌唱では、自らはっきり「北の旅人」を選曲し、マイクを構えしっかりと歌いはじめ、曲の後半、涙で少しの間歌が途切れることが起こったが、再び歌い出し3番の最後まで歌う。拍手の後、スタッフから「何か思い出されましたか。」と言われ、両手で顔をおおい泣く。
- その後の活動時には、さわやかで穏やかな表情で最後まで参加した。
- このセッション以降は、二度とこのようなことは起こらず、笑顔、自発的な会話、意欲的な行動が増していった。

Ⅳ．まとめと考察

1．転機について

- 今回取り上げた10症例については、いずれの場合にも、ある時期のセッション場面において激しい情動表出を伴う悲嘆的な混乱が生じた。
- これらは外的刺激への単純な一過性反応ではなく、またいくつかの例には混乱に続いて言語による自己開示が見られたことなどから、いわゆる情動失禁とは質的に明確に区別される。
- 開示されるものは機能障害への悲しみであったり、家族の無理解に対する悔しさであったりとさまざまであり、その時間も2～3分程度の短いものから数10分におよぶものまで様々であった。
- スタッフはこれらの転機を迎えた症例に対して、受容的に振る舞い、安易な励ましなどによって話を打ち切ることをせず、セッションの進行を一時中断しても、時間の許すかぎり傾聴することに努め、悲嘆が自然におさまるのを待った。
- スタッフのこのような姿勢に対して他のメンバーは、セッションの中断や本人の情動的混乱、自己開示に概ね受け入れる態度を示した。
- このような出来事を経験した10症例は、セッション中にその後再び同様の悲嘆的混乱におちいることはなかった。
- また転機後のセッション回数を重ねるごとに、まず抑うつ的な傾向および情動失禁などが軽減し、ついで参加への積極性の向上や、時宜に相応しい発話が増えるなどの様子が観察された。

2．今後について

- 今回あげた10症例は詳述した1症例のような経過をたどり、情緒の安定、自発性の向上、コミュニケーション能力の回復、ADLの改善などを示した。
- 音楽活動により、情動、認知、身体の側面に複合的に働きかけることが前頭葉損傷に特徴的な上述のような症状の改善に寄与したと一応了解することができるが、一方でこの症例報告自体が音楽活動の前頭葉損傷患者への有用性や因果関係を直接的に証明するものではない。
- 今後、同様の疾患を持ち、PT、OT、STなどの訓練に問題が生じながら、本人あるいは家族の意志によって音楽活動の導入が行われなかった群との比較を行うことなどを通じて、これらの症例においてチーム医療の中で音楽活動が果たした役割について、より実証的に考察を深めていきたい。
- また今回報告した症例についてのCT画像診断は初診時のみで、退院時の画像診断は行っていない。今後医療チームと連携を取り、こうした検査比較を行うことにより音楽活動による前頭葉症状回復と器質的変化についても対照検討を行っていく必要があると考えている。

5・4・2　論文発表

「5・3・2　音楽活動の効果の研究法」(p. 90) を参照してください。

● **文献**（第2章～第5章）

1. 日本作業療法士協会 監. 発達障害. 作業療法学全書 作業治療学3. 改訂第3版. 協同医書出版社；2008.
2. 福田恵美子 編. 発達過程作業療法学. 標準作業療法学 専門分野. 医学書院；2006.
3. 日本作業療法士協会 監. 身体障害. 作業療法学全書 作業治療学1. 改訂第3版. 協同医書出版社；2008.
4. 岩崎テル子 編. 身体機能作業療法学. 標準作業療法学 専門分野. 医学書院；2006.
5. 日本作業療法士協会 監. 精神障害. 作業療法学全書 作業治療学2. 改訂第3版. 協同医書出版社；2008.
6. 小林夏子 編. 精神機能作業療法学. 標準作業療法学 専門分野. 医学書院；2009.
7. 日本作業療法士協会 監. 老年期障害. 作業療法学全書 作業治療学4. 改訂第3版. 協同医書出版社；2008.
8. 松房利憲, 小川恵子 編. 高齢期作業療法学. 標準作業療法学 専門分野. 医学書院；2004.
9. 日本作業療法士協会 監, 鎌倉矩子 編. 高次神経障害. 作業療法学全書 作業治療学5. 改訂第2版. 協同医書出版社；2002.
10. 石川　斎, 古川　宏 編. 図解作業療法技術ガイド. 第2版. 文光堂；2005.
11. 寺山久美子 監. レクリエーション. 改訂第2版. 三輪書店；2004.
12. 鎌倉矩子, 宮前珠子, 清水　一. 作業療法士のための研究法入門. 三輪書店；1997.
13. 日本大百科全書. 小学館.
14. カワイ生涯学習推進部 編. 知っておきたいおとなのための音楽知識. 河合楽器製作所出版部；2002.

資　　料

資料1　音楽活動インテーク票
資料2　音楽活動セッション日誌
資料3　音楽活動個人記録
資料4　音楽活動楽譜集

資料1　音楽活動インテーク票

ID No. ＿＿＿＿＿＿＿＿＿＿＿＿＿＿＿＿＿
氏名 ＿＿＿＿＿＿＿＿＿＿＿＿＿＿＿＿　年齢　　歳（　　年　　月　　日生　性別　男／女）
　　　　　　　　　　　　　　　記入年月日　　年　　月　　日　記入者 ＿＿＿＿＿＿＿＿

〈病歴〉発症（　　年　　月　　日）依頼（　　年　　月　　日）終了（　　年　　月　　日）
診断名；
障害名；　　　　　　　　　　　　　　部位；
ゴール；

〈内容〉

OT	
PT	
ST	
CP	
MSW	

〈音楽活動　導入理由〉
依頼者；（　　　　Dr. O. T. R. 他　）

〈初回時の状態〉
麻痺；無／有（　　　　　　　　　）　　　失語；無／有（　　　　　　　　　）
失認；無／有（　　　　　　　　　）　　　失行；無／有（　　　　　　　　　）
その他；

〈初回参加時所見〉

〈音楽活動ゴール〉

108

資料2　音楽活動セッション日誌

実施日；　　　　年　　　月　　　日（　　）

実施場所／時間；　　　　　　　　　　　　　　　AM／PM　　　：　　　～　　　：

参加者；（　　　　　名）

　　　　参加者名；＿＿＿＿＿＿＿＿＿＿＿＿＿＿＿＿＿＿＿＿＿＿＿＿＿＿＿＿＿＿＿＿

スタッフ；（　　　　　名）

スタッフ名；（記入者には○印）

プログラム	内　　容
1. あいさつ	
2.	
3.	
4.	
5.	
6.	
7.	
備考	

資料2 ● 音楽活動セッション日誌——音楽活動の治療過程

```
┌─────────────────────────┐
│ インテーク依頼箋          │
└─────────────────────────┘
        │         │
        ▼         ▼
┌──────────┐  ┌─────────────────┐
│ 初期評価  │  │ 見学参加         │
└──────────┘  └─────────────────┘
     │                │
     │                ▼
     │        ┌─────────────────┐  ◀──┐
     └──────▶ │ 治療目標の設定   │    │
              └─────────────────┘    │
                       │              │
                       ▼              │
              ┌─────────────────┐  ◀──┤
              │ 治療計画の立案   │    │
              └─────────────────┘    │
                       │         ┌──────────┐
                       ▼         │ 再評価   │
              ┌─────────────────┐└──────────┘
              │ 実施             │    ▲
              │                 │────┘
              └─────────────────┘
                       │         ┌──────────┐
                       ▼         │ 最終評価 │
              ┌─────────────────┐└──────────┘
              │ 終了             │
              └─────────────────┘
```

音楽活動の治療過程
（記入用チャート）

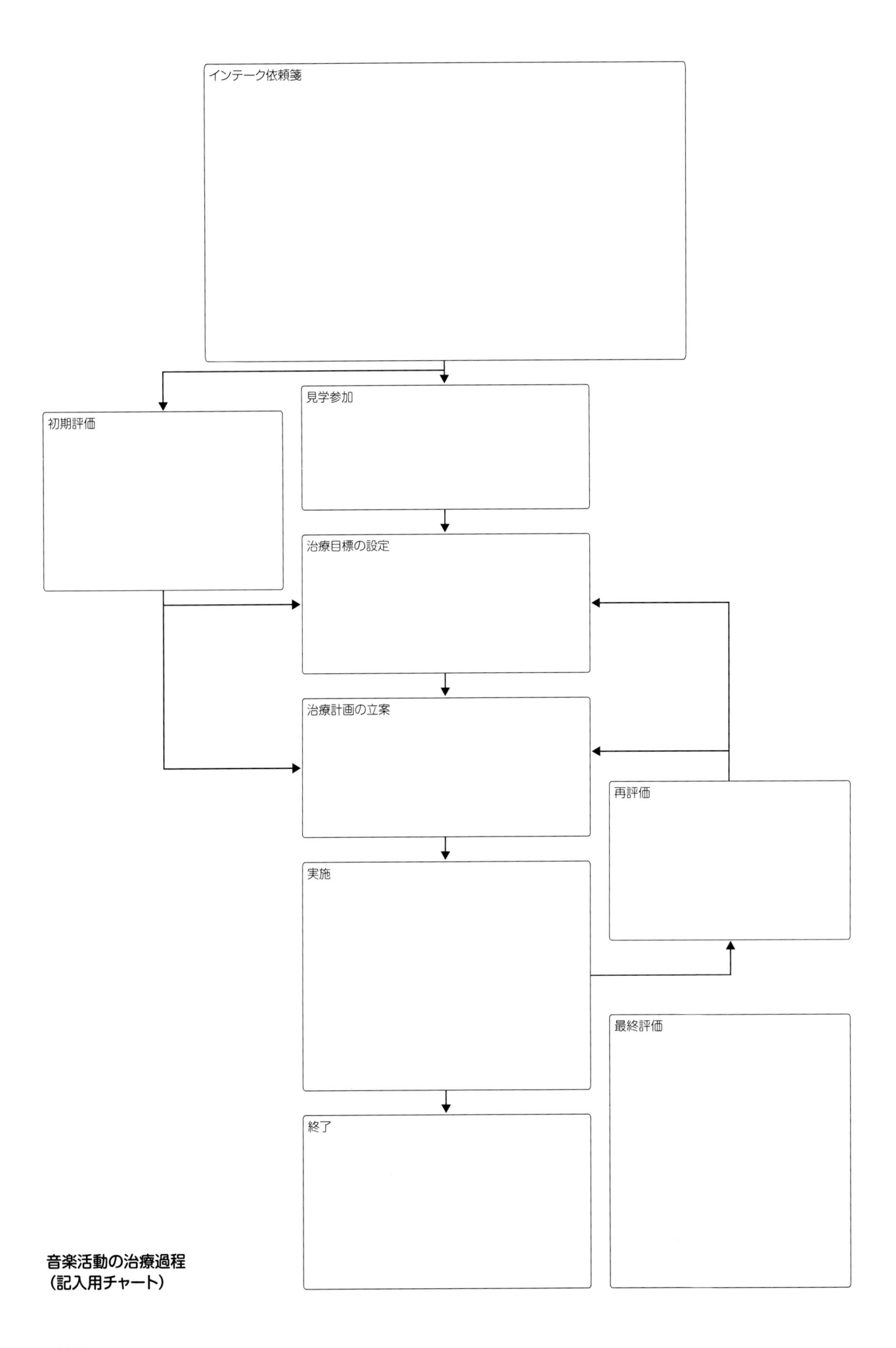

110

資料3　音楽活動個人記録

実施日：　　　　年　　　月　　　日（　　）　　氏名：　　　　　　　　　　　　　　　　　（ID No.　　　　　　）
実施場所／参加時間；　　　　　　　　　　　　　　　　　　AM／PM　　　：　　　～　　　：
参加した活動；活動名（　　　　　　　　　　　　　　　）個人セッション／集団セッション（参加人数　　　人）
評価記入者：

積極性	（　　）4＝非常に積極的　3＝やや積極的　2＝消極的　1＝回避的
持続性	（　　）4＝非常に集中　3＝比較的集中　2＝短時間の集中　1＝集中不可能
協調性	（　　）4＝非常に協調的　3＝受身的な協調性　2＝他者との協調は少ない　1＝協調性なし
情緒性（表出）	（　　）4＝非常に豊かで他者に働きかける　3＝やや情緒表現あり　2＝働きかけに対して情緒表現あり　1＝情緒表現なし
情緒性（状況）	（　　）4＝状況に相応しい情緒表現で他者への働きかけもみられる　3＝状況に相応しい情緒表現が少し見られる　2＝情緒表現はわずかに見られるが状況を理解しているかは不明　1＝状況にそぐわない情緒表現を行う
知的機能	（　　）4＝記憶力、学習能力、判断力とも非常に良い　3＝古い記憶は維持され、学習は少し可能だが持続しない　2＝記憶力に問題あり、判断力はほぼ保たれる　1＝記憶力、学習能力、判断力に非常に問題あり
発声・発語	（　　）4＝発声・発語に問題ない　3＝発声には問題はないが、発語が不明瞭　2＝話そうとするが発声機能が不十分で発語も不明瞭　1＝発声・発語が見られない
歌唱	（　　）4＝正確な歌唱ができる　3＝やや不正確ではあるが歌唱できる　2＝かなり不正確であるが歌うことができる　1＝歌うことができない
手の操作（左）	（　　）4＝リズムも正確に手の操作が可能　3＝把握力は維持されているが、手指の巧緻性に問題あり　2＝把握力、操作性とも非常に問題あり　1＝手の操作は全くできない
手の操作（右）	（　　）4～1（上記に同じ）

日本臨床心理研究所 MCL-S より改変

セッション

プログラム	コ　メ　ン　ト	今 後 の 課 題
1. あいさつ		
2.		
3.		
4.		
5.		
6.		
7.		

資料4　音楽活動楽譜集

ドシラソファミレド奏法

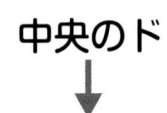

中央のド ↓

C	D	E	F	G	A	B	Ċ
ド	レ	ミ	ファ	ソ	ラ	シ	ド

コード奏法：チャイムバーの色分け

中央のド ↓

ソ	ラ	シ	ド	レ	ミ	ファ	ソ	ラ	シ
🔴(桃)		⚪(灰)	🔴(赤)	🟡	🟢	🟠	🔵	🟣	⚪

112

春 の 小 川

ドシラソファミレド奏法

高野辰之 作詞

```
     Ċ  B   A   G      F   E   D   C
1. は る の お が わ は  さ ら さ ら い く よ

     Ċ  B   A   G      F   E   D   C
   き し の す み れ や  れ ん げ の は な に

     G   F           E   D   C
   す が た や さ し く  い ろ う つ く し く

     Ċ  B   A   G      F   E   D   C
   さ い て い る ね と  さ さ や き な が ら

2. は る の お が わ は  さ ら さ ら い く よ

   え び や め だ か や  こ ぶ な の む れ に

   き ょ う も い ち に ち  ひ な た で お よ ぎ

   あ そ べ あ そ べ と  さ さ や き な が ら
```

春 の 小 川

高野辰之 作詞

オートハープ用

1. 　C　　　　C　　　　　　F　　C　　C　　C
　　はるのおがわは　　さらさらいくよ

　　C　　　　C　　　　　　F　　C　　G7　　C
　　きしのすみれや　　れんげのはなに

　　G7　　　　C　　　　　F　　　　C
　　すがたやさしく　　いろうつくしく

　　C　　　　C　　　　　　F　　C　　G7　　C
　　さいているねと　　ささやきながら

2. はるのおがわは　　さらさらいくよ

　　えびやめだかや　　こぶなのむれに

　　きょうもいちにち　　ひなたでおよぎ

　　あそべあそべと　　ささやきながら

春 の 小 川

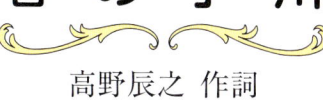

高野辰之 作詞

コード奏法

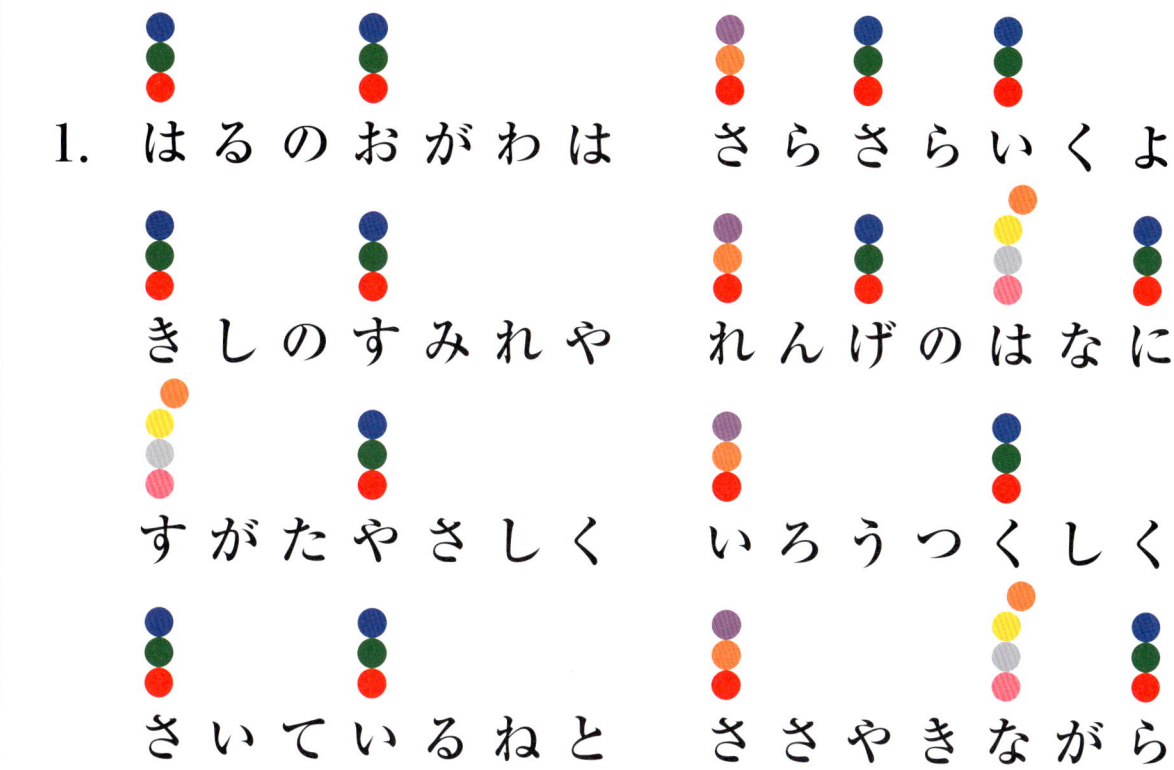

1. はるのおがわは　さらさらいくよ
　　きしのすみれや　れんげのはなに
　　すがたやさしく　いろうつくしく
　　さいているねと　ささやきながら

2. はるのおがわは　さらさらいくよ
　　えびやめだかや　こぶなのむれに
　　きょうもいちにち　ひなたでおよぎ
　　あそべあそべと　ささやきながら

ふるさと

高野辰之 作詞

ドシラソファミレド奏法

1. Ċ　　　B　　　　A　　G
   う　さ　ぎ　お　い　し　か　の　や　ま

   F　　　　E　　　　　D　　C
   こ　ぶ　な　つ　り　し　か　の　か　わ

   G　　　G　　　　　G　　G
   ゆ　め　は　い　ま　も　め　ぐ　り　て

   Ċ　B　A　G　F　E　D　　C
   わ　す　れ　が　た　き　ふ　る　さ　と

2. い　か　に　い　ま　す　ち　ち　は　は
   つ　つ　が　な　し　や　と　も　が　き
   あ　め　に　か　ぜ　に　つ　け　て　も
   お　も　い　い　ず　る　ふ　る　さ　と

ふるさと

高野辰之 作詞

オートハープ用

1.
   C   G7
うさぎおいし
   F   C
こぶなつりし
   G7   C
ゆめはいまも
   C   C
わすれがたき

   C   C
かのやま
   G7   C
かのかわ
   G7   C
めぐりて
   G7   C
ふるさと

2.
いかにいます
つつがなしや
あめにかぜに
おもいいずる

ちちはは
ともがき
つけても
ふるさと

ふるさと

高野辰之 作詞

コード奏法

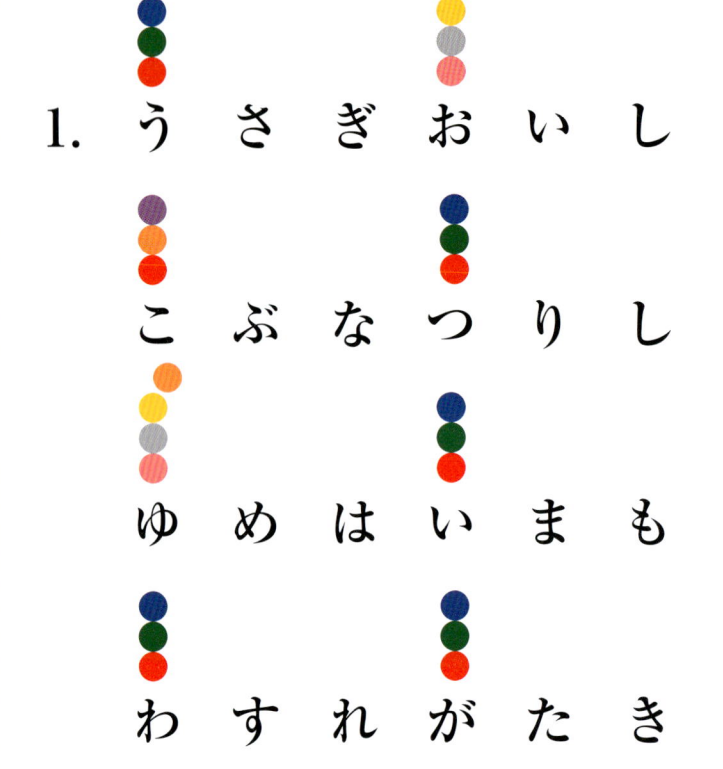

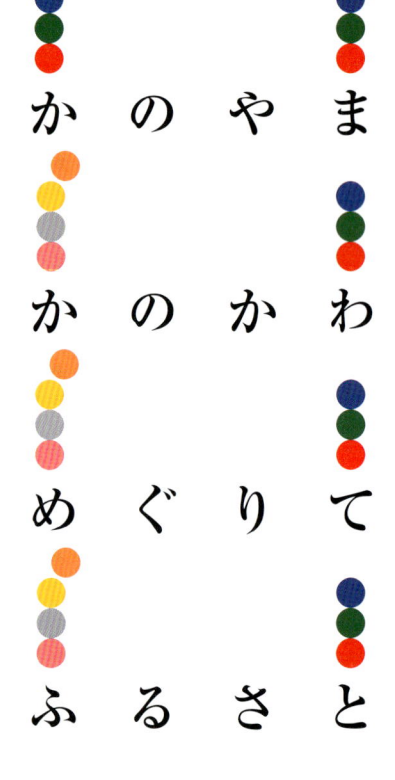

1. うさぎ おいし かの やま
   こぶな つりし かの かわ
   ゆめは いまも めぐりて
   わすれがたき ふるさと

2. いかに います ちちはは
   つつがなしや ともがき
   あめに かぜに つけても
   おもい いずる ふるさと

茶 摘 み

作詞不詳

ドシラソファミレド奏法

1. C Ċ　B　A　　G　F　E　D
   なつもちかづく　はちじゅうはちや

   C Ċ　B　A　　G　F　E　D
   のにもやまにも　わかばがしげる

   C Ċ　B　A　　G　F　E　D
   あれにみえるは　ちゃつみじゃないか

   Ċ B　A　G　　F E D　C
   あかねだすきに　すげのかさ

2. ひよりつづきの　きょうこのごろを

   こころのどかに　つみつつうたう

   つめよつめつめ　つまねばならぬ

   つまにゃにほんの　ちゃにならぬ

茶摘み

作詞不詳

オートハープ用

```
      C           C              C            G7
1. なつもちかづく　はちじゅうはちや

      C           C              C            G7
   のにもやまにも　わかばがしげる

      C           C              C            G7
   あれにみえるは　ちゃつみじゃないか

      C       F              G7            C
   あかねだすきに　すげのかさ
```

2. ひよりつづきの　きょうこのごろを

　　こころのどかに　つみつつうたう

　　つめよつめつめ　つまねばならぬ

　　つまにゃにほんの　ちゃにならぬ

茶摘み

作詞不詳

コード奏法

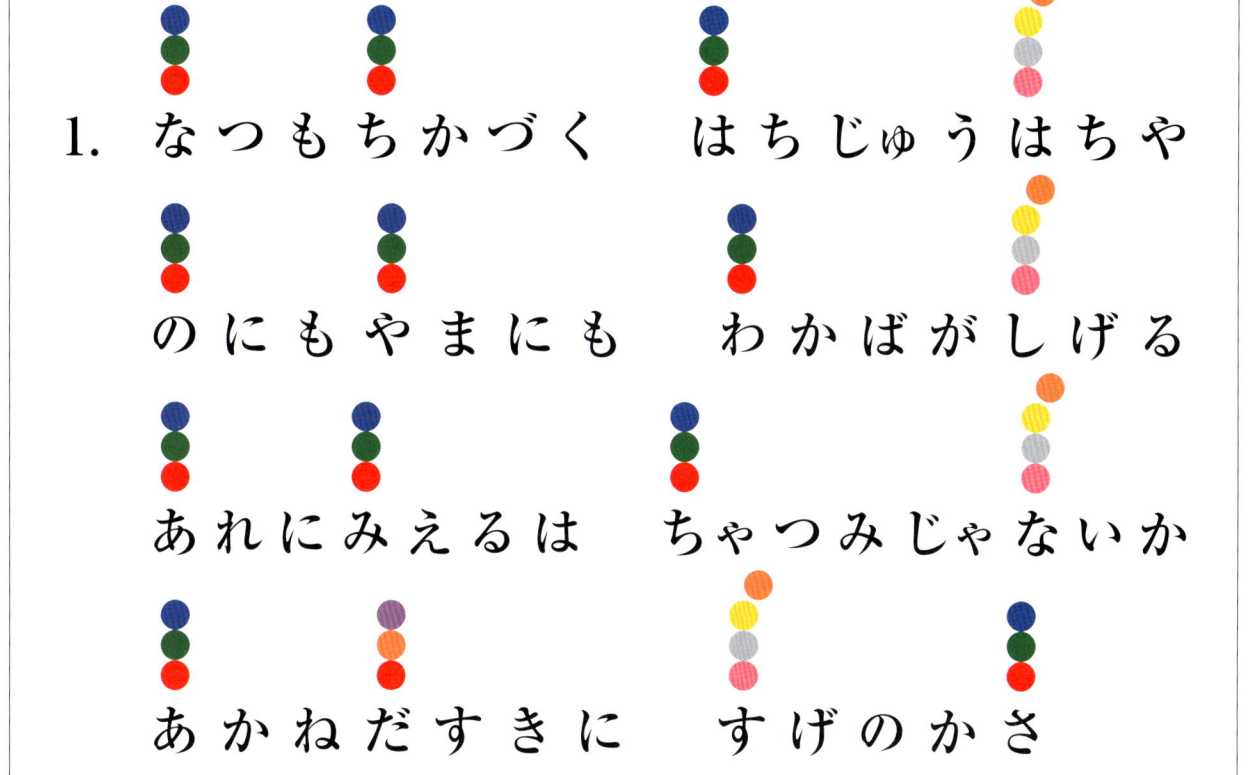

1. なつもちかづく　はちじゅうはちや

   のにもやまにも　わかばがしげる

   あれにみえるは　ちゃつみじゃないか

   あかねだすきに　すげのかさ

2. ひよりつづきの　きょうこのごろを

   こころのどかに　つみつつうたう

   つめよつめつめ　つまねばならぬ

   つまにゃにほんの　ちゃにならぬ

夏は来ぬ

佐々木信綱 作詞

ドシラソファミレド奏法

```
    Ċ       B           A           G
1. う の は な の　　に お う か き ね に

    F       E           D           E
   ほ と と ぎ す　　は や も き な き て

    Ċ       B           A       G   F E D   C
   し の び ね　　も ら す　　な つ は き ぬ


2. さ み だ れ の　　そ そ ぐ や ま だ に

   さ お と め が　　も す そ ぬ ら し て

   た ま な え　　う う る　　な つ は き ぬ
```

夏は来ぬ

佐々木信綱 作詞

オートハープ用

```
    C        C         F           C
1. うのはなの　におうかきねに
    F        C         G7          G7
   ほととぎす　はやもきなきて
    C     C      F     C      C G7    C
   しのびね　もらす　なつはきぬ
```

2. さみだれの　そそぐやまだに
　 さおとめが　もすそぬらして
　 たまなえ　ううる　なつはきぬ

夏は来ぬ

佐々木信綱 作詞

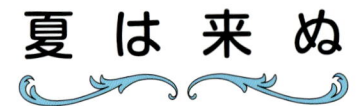

コード奏法

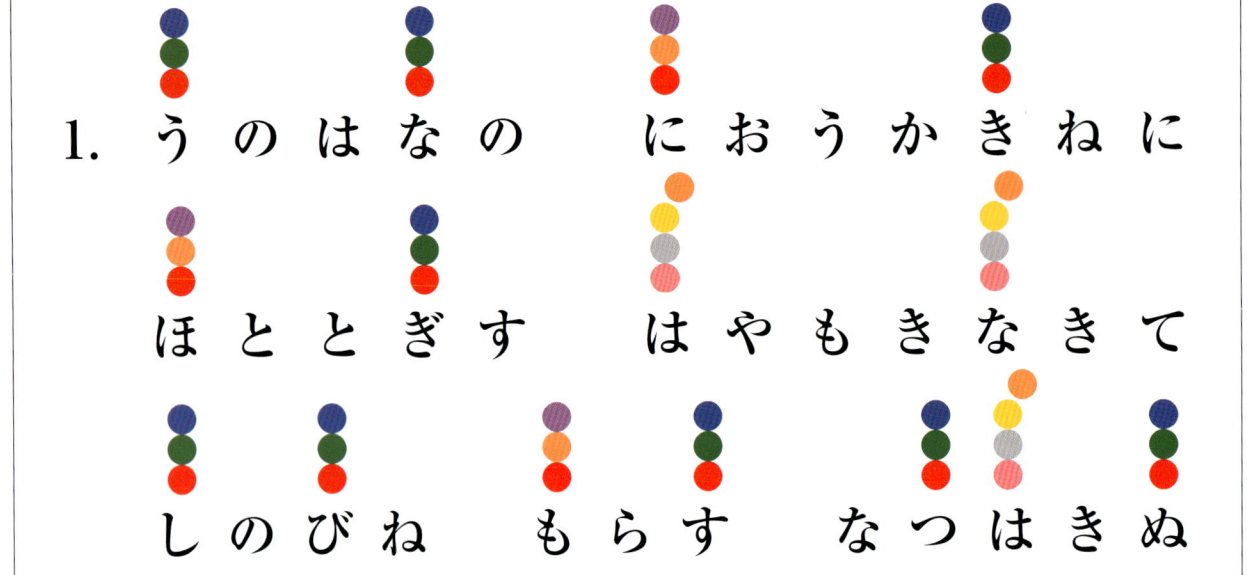

1. うのはなの　におうかきねに
   ほととぎす　はやもきなきて
   しのびね　もらす　なつはきぬ

2. さみだれの　そそぐやまだに
   さおとめが　もすそぬらして
   たまなえ　ううる　なつはきぬ

うみ

林　柳波　作詞

ドシラソファミレド奏法

```
   Ċ  B  A      A  G  F     F  E  D
1. う み は    ひ ろ い な   お お き い な

   Ċ     B     A     G     F  E  D  C
   つ き が    の ぼ る し   ひ が し ず む
```

2. うみは　　おおなみ　　あおいなみ
　　ゆれて　　どこまで　　ゆくのやら

3. うみに　　おふねを　　うかばせて
　　いって　　みたいな　　よそのくに

うみ

林　柳波　作詞

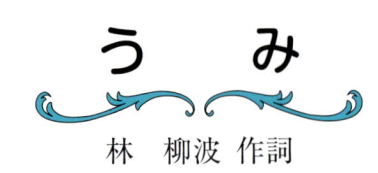

オートハープ用

1.
C	F	C	G7
うみは	ひろいな	おおきいな	

C	C	F　G7	C
つきが	のぼるし	ひがしずむ	

2. うみは　おおなみ　あおいなみ
　　ゆれて　どこまで　ゆくのやら

3. うみに　おふねを　うかばせて
　　いって　みたいな　よそのくに

うみ

林　柳波 作詞

コード奏法

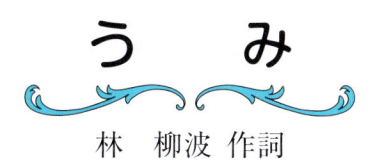

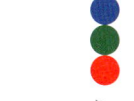

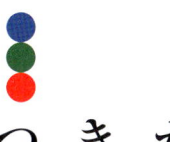

1. うみは　　ひろいな　　おおきいな
   つきが　　のぼるし　　ひがしずむ

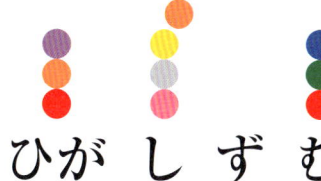

2. うみは　　おおなみ　　あおいなみ
   ゆれて　　どこまで　　ゆくのやら

3. うみに　　おふねを　　うかばせて
   いって　　みたいな　　よそのくに

静かな湖畔

作詞者不詳

ドシラソファミレド奏法

```
      Ċ   B     A   G     F     E   D   C
1.  し ず か な こ は ん の  も り の か げ か ら

      Ċ     B     A   G   F       E D C
    も う  お き ちゃ い か が と  カッコウ が な く  カッ

      Ċ   B     A   G     F     E     D   C
    コ ー  カッ コ ー  カッ コ ー  カッ コ ー  カッ コ ー

2.  し ず か な こ は ん の  も り の か げ か ら

    お や す み な さ い と  な く ふ く ろ う  ホッ

    ホ ー  ホッ ホ ー  ホッ ホ ー  ホッ ホ ー  ホッ ホ ー
```

静かな湖畔

作詞者不詳

オートハープ用

```
      C           C            G7          C
1. しずかなこはんの　もりのかげから

      C           C            G7          C
   もう　おきちゃいかがと　カッコウがなく　カッ

   C           C            G7                C
   コーー カッ コーー カッ コー カッ コー カッ コーー


2. しずかなこはんの　もりのかげから

   おやすみなさいと　なくふくろう　ホッ

   ホーー ホッ ホーー ホッ ホー ホッ ホー ホッ ホー
```

静かな湖畔

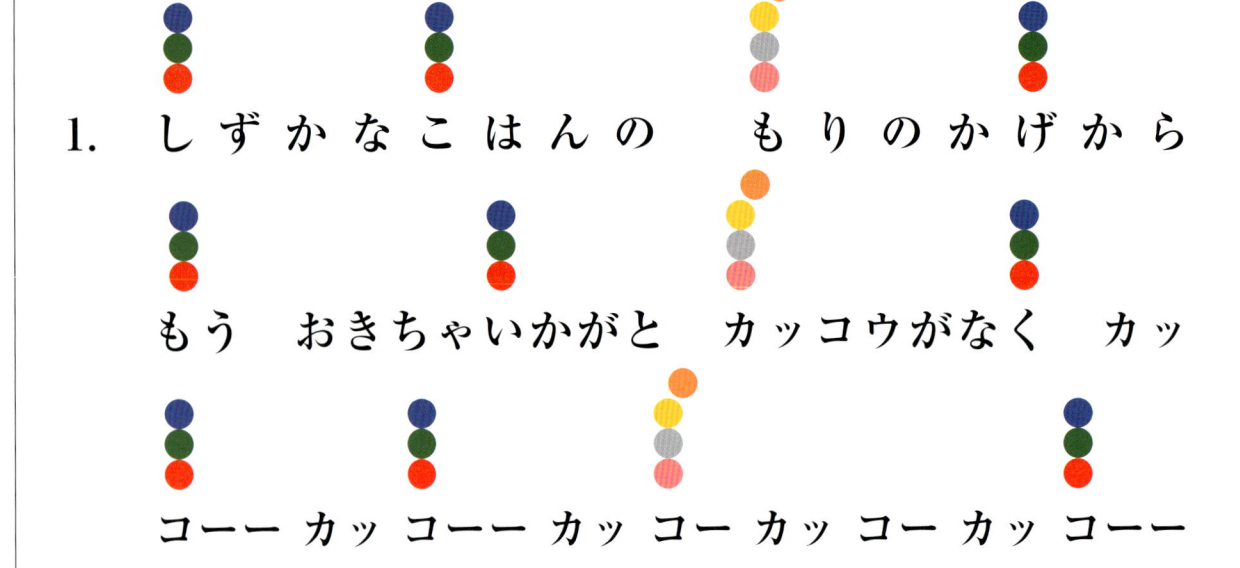

作詞者不詳

コード奏法

1. しずかなこはんの　もりのかげから
もう　おきちゃいかがと　カッコウがなく　カッ
コー　カッ　コー　カッ　コー　カッ　コー　カッ　コー

2. しずかなこはんの　もりのかげから
おやすみなさいと　なくふくろう　ホッ
ホー　ホッ　ホー　ホッ　ホー　ホッ　ホー　ホッ　ホー

もみじ

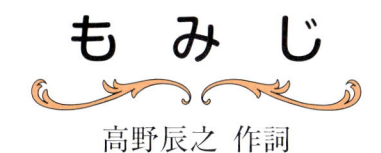

高野辰之 作詞

ドシラソファミレド奏法

1. Ċ　　　B　　A G　　F　　　　E　　D
   あ き の ゆ う ひ に　　て る や ま も み じ

   Ċ　　　B　　A G　　F　　　　E D C
   こ い も う す い も　　か ず あ る な か に

   G　　　　　　　G　　　G　　　　　G
   ま つ を い ろ ど る　　か え で や つ た は

   Ċ　　　B　　A G　　F　　　　E D C
   や ま の ふ も と の　　す そ も よ う

2. たにのながれに　ちりうくもみじ

   なみにゆられて　はなれてよって

   あかやきいろの　いろさまざまに

   みずのうえにも　おるにしき

も み じ

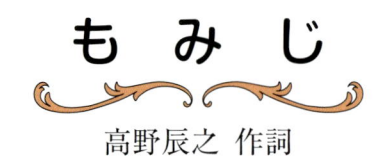

高野辰之 作詞

オートハープ用

```
      C        G7     C G7      C     G7      C     G7
1. あきのゆうひに　てるやまもみじ
      C        G7     C G7      C     G7     G7     C
   こいもうすいも　かずあるなかに
      C         C     C C       C      C     G7     G7
   まつをいろどる　かえでやつたは
      C        G7     C G7      C     G7      C
   やまのふもとの　すそもよう
```

2. たにのながれに　ちりうくもみじ

   なみにゆられて　はなれてよって

   あかやきいろの　いろさまざまに

   みずのうえにも　おるにしき

もみじ

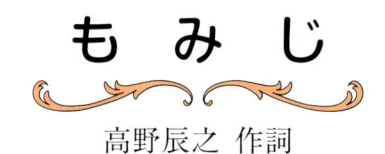

高野辰之 作詞

コード奏法

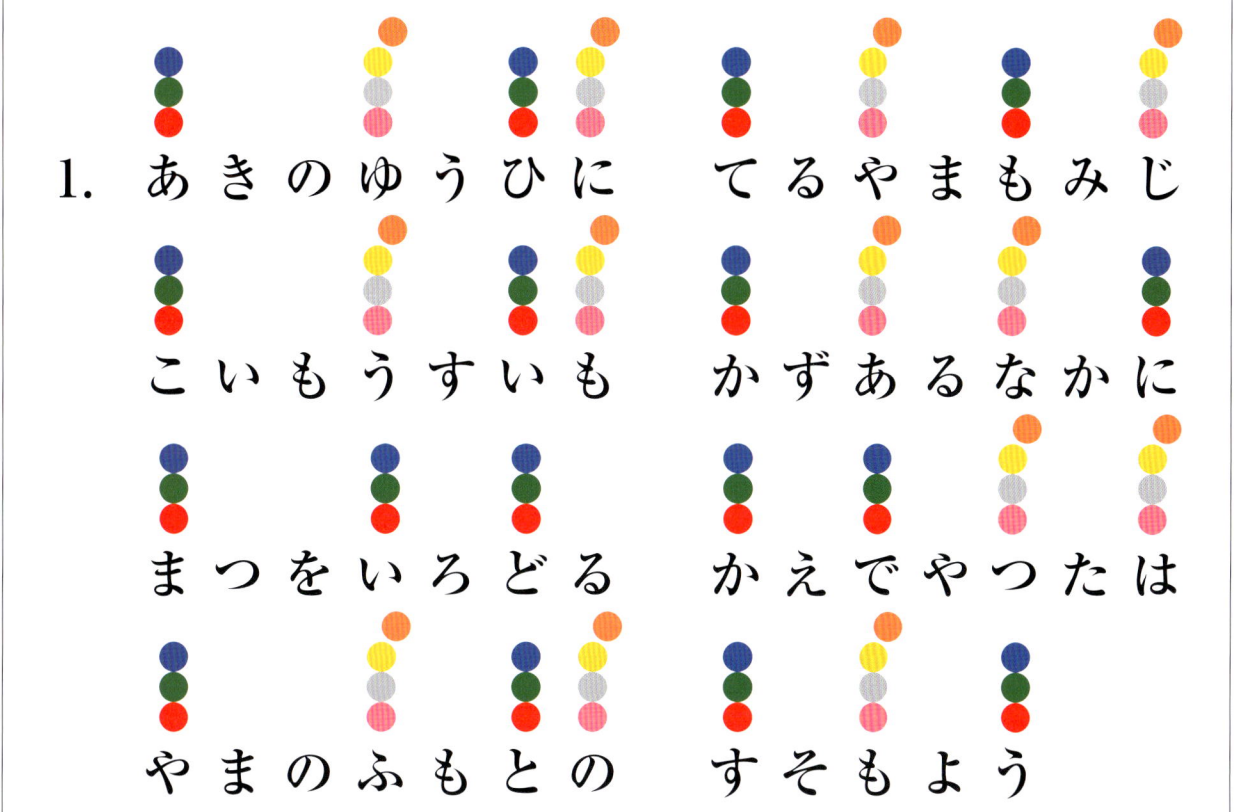

1. あきのゆうひに　てるやまもみじ

　　こいもうすいも　かずあるなかに

　　まつをいろどる　かえでやつたは

　　やまのふもとの　すそもよう

2. たにのながれに　ちりうくもみじ

　　なみにゆられて　はなれてよって

　　あかやきいろの　いろさまざまに

　　みずのうえにも　おるにしき

旅　愁

犬童球渓　作詞

ドシラソファミレド奏法

1.
Ċ　　B　A　　　G　　F　　E　　D
ふけゆくあきのよ　　たびのそらの

Ċ　　B　　A　　G　　G　　F　　ED C
わびしきおもいに　　ひとりなやむ

A　　　AG　　G　　F　　　E　　D
こいしやふるさと　　なつかしちちはは

Ċ　　B　　A　　G　　F　　　ED C
ゆめじにたどるは　　さとのいえじ

Ċ　　BA　　　G　　F　　E　　　D
ふけゆくあきのよ　　たびのそらの

Ċ　　B　　A　　G　　G　　F　　ED C
わびしきおもいに　　ひとりなやむ

旅愁

犬童球渓 作詞

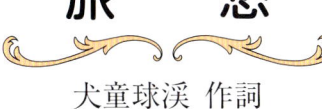

オートハープ用

```
    C            F        C       C      C       G7
1. ふけゆくあきのよ　たびのそらの

    C            F     C    G7            C
   わびしきおもいに　ひとりなやむ

   F        G7      C     F          C    G7
   こいしやふるさと　なつかしちちはは

    C            F    C    G7            C
   ゆめじにたどるは　さとのいえじ

    C            F        C       C      C       G7
   ふけゆくあきのよ　たびのそらの

    C            F     C    G7               C
   わびしきおもいに　ひとりなやむ
```

旅愁

犬童球渓 作詞

コード奏法

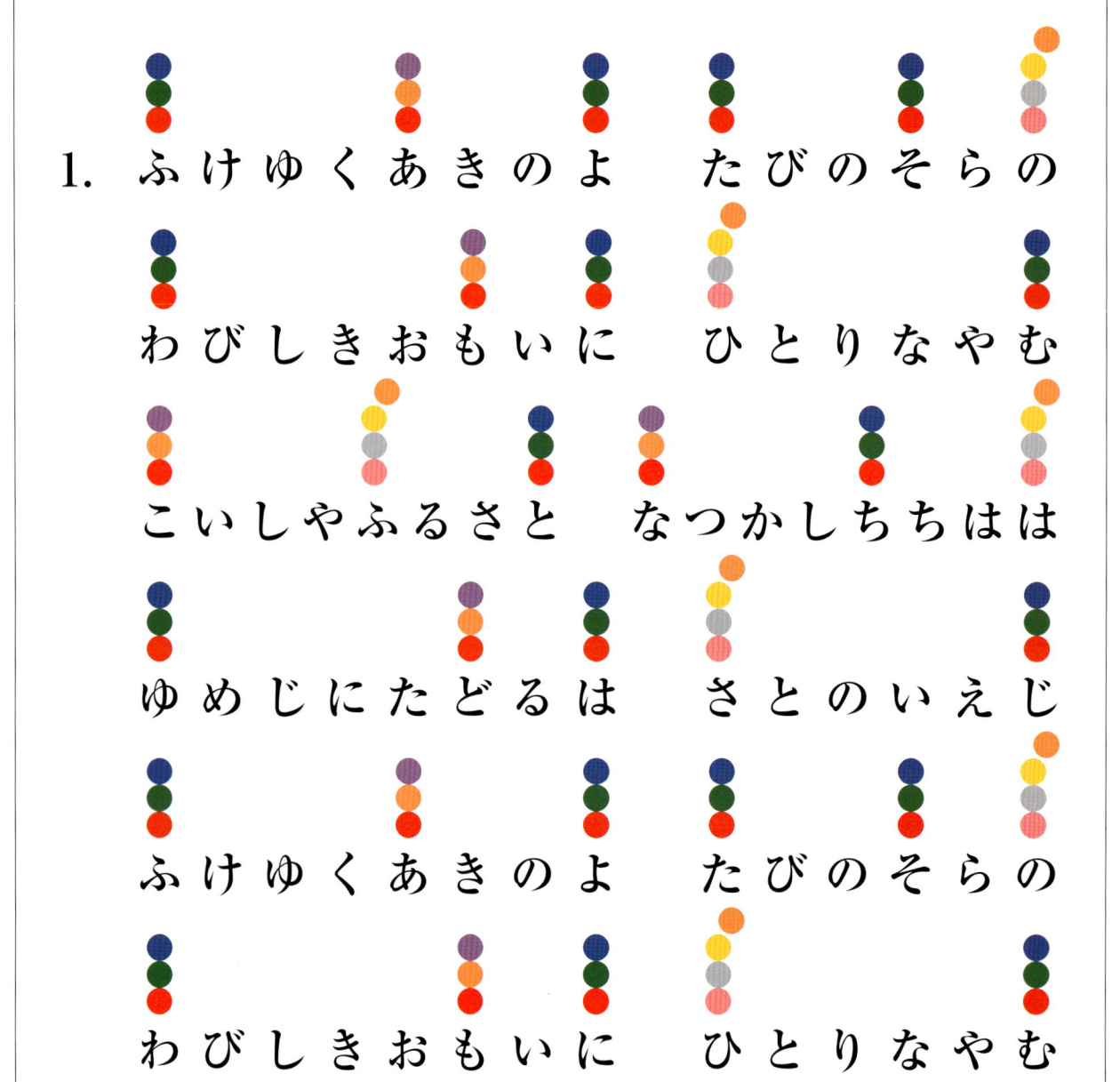

1. ふけゆくあきのよ　たびのそらの
　 わびしきおもいに　ひとりなやむ
　 こいしやふるさと　なつかしちちはは
　 ゆめじにたどるは　さとのいえじ
　 ふけゆくあきのよ　たびのそらの
　 わびしきおもいに　ひとりなやむ

冬景色

作詞者不詳

ドシラソファミレド奏法

1. Ċ　　　　　　　B　　　　　　　A　　　　　　　G
   さ ぎ り き ゆ る　　み な と え の

   F　　　　　　　E　　　　　　　D　　　　　　　C
   ふ ね に し ろ し　　あ さ の し も

   G　F　　　　　　　　　　　　　E　　　　　　　D
   た だ み ず と り の　　こ え は し て

   Ċ　B　A　G　F　E　　　　　D　　　　　　　C
   い ま だ さ め ず　　き し の い え

2. からすなきて　きにたかく

   ひとははたに　むぎをふむ

   げにこはるびの　のどけしや

   かえりざきの　はなもみゆ

冬 景 色

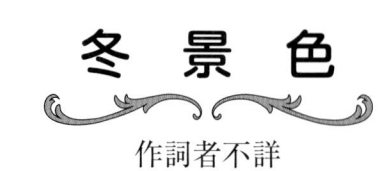

作詞者不詳

オートハープ用

1.   C   C   G7   G7
   さぎりきゆる　みなとえの

   G7   C   G7   C
   ふねにしろし　あさのしも

   G7   C   F   G7
   ただみずとりの　こえはして

   C   G7   G7   C
   いまださめず　きしのいえ

2. からすなきて　きにたかく

   ひとははたに　むぎをふむ

   げにこはるびの　のどけしや

   かえりざきの　はなもみゆ

冬景色

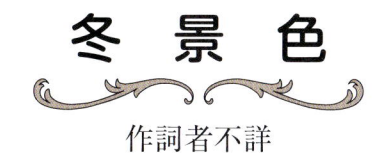

作詞者不詳

コード奏法

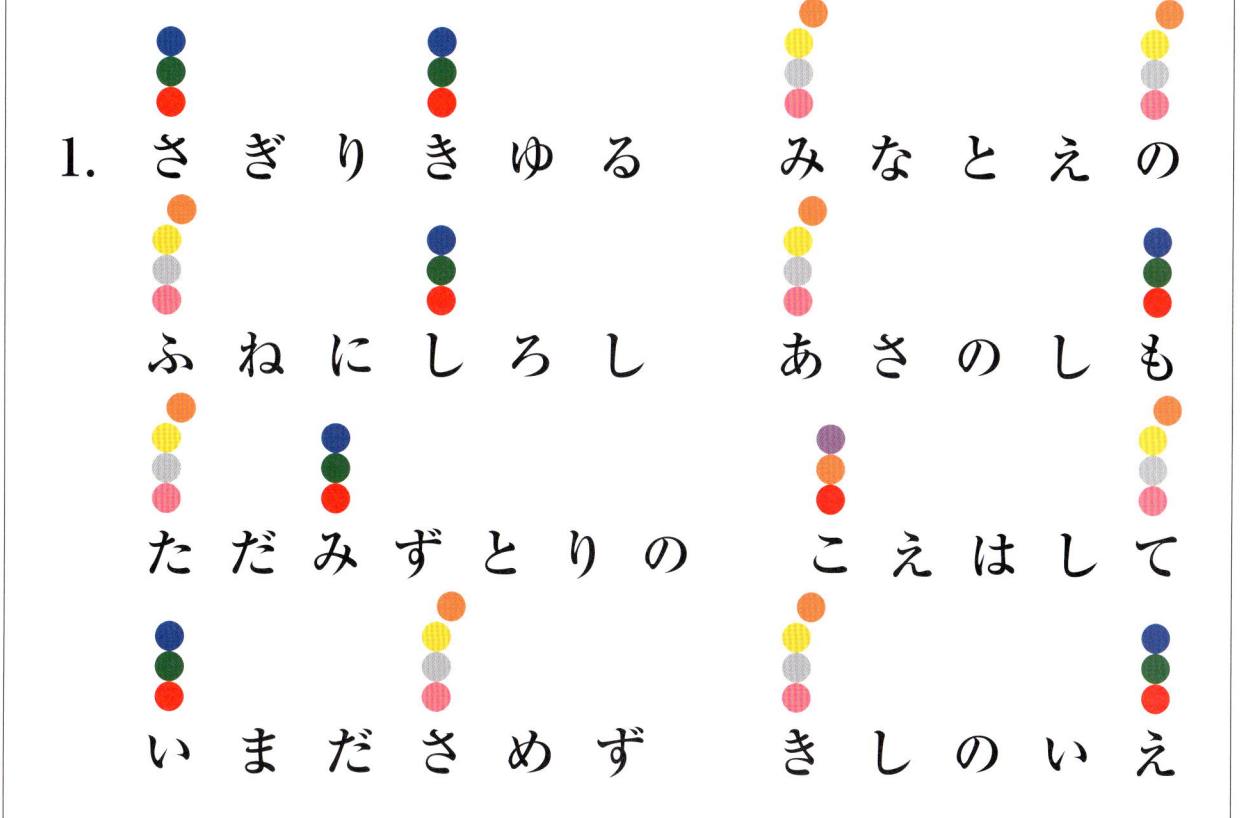

1. さぎりきゆる　みなとえの
　　ふねにしろし　あさのしも
　　ただみずとりの　こえはして
　　いまださめず　きしのいえ

2. からすなきて　きにたかく
　　ひとははたに　むぎをふむ
　　げにこはるびの　のどけしや
　　かえりざきの　はなもみゆ

たき火

巽　聖歌 作詞

ドシラソファミレド奏法

```
    Ċ   B   A   G     F   E   D
1. か  き  ね  の  か  き  ね  の     ま  が  り  か  ど

    Ċ   B   A   G     F   E   D   C
   た  き  び  だ  た  き  び  だ     お  ち  ば  た  き

   G   G         E         E
   あ  た  ろ  う  か     あ  た  ろ  う  よ

    Ċ   B   A   G     F   E   D   C
   き  た  か  ぜ  ぴ  い  ぷ  う     ふ  い  て  い  る
```

2. さ ざ ん か さ ざ ん か　　さ い た み ち

た き び だ た き び だ　　お ち ば た き

あ た ろ う か　　あ た ろ う よ

し も や け お て て が　　も う か ゆ い

たき火

巽 聖歌 作詞

オートハープ用

```
    C              C                    C            G7
1. かきねの かきねの      まがりかど

    C              F               G7            C
   たきび だ たきび だ    おちばたき

   G7     G7              C            C
   あたろうか      あたろうよ

    F              C               G7            C
   きたかぜ ぴい ぷう    ふいて いる


2. さざんか さざんか    さいたみち

   たきび だ たきび だ    おちばたき

   あたろうか      あたろうよ

   しもやけ おてて が    もう かゆい
```

141

たき火

巽　聖歌 作詞

コード奏法

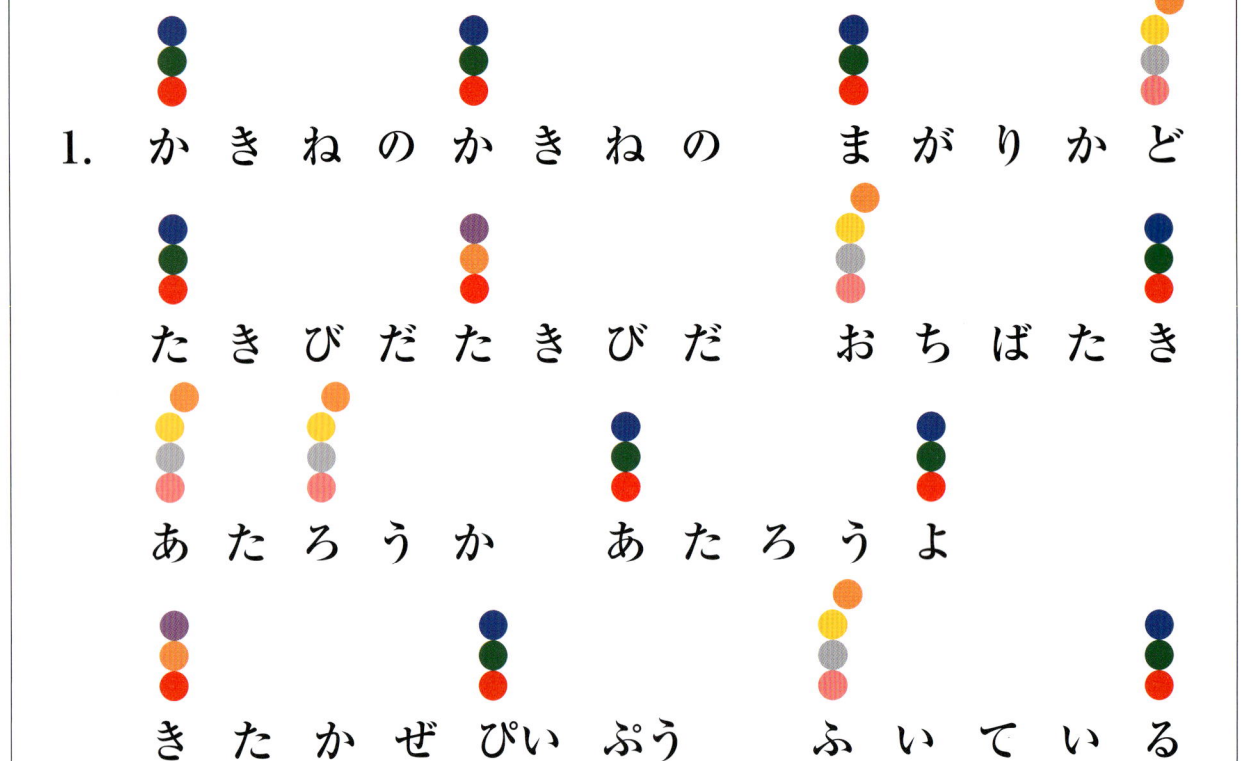

1. かきねの かきねの　まがりかど
　 たきび だ たきび だ　おちばたき
　 あたろうか　あたろうよ
　 きたかぜ ぴぃぷぅ　ふいている

2. さざんか さざんか　さいたみち
　 たきび だ たきび だ　おちばたき
　 あたろうか　あたろうよ
　 しもやけ おててが　もうかゆい

あとがき

　30年のあいだ、作業療法士として音楽活動を実践してきたことを、一人でも多くの方に実践していただきたいとの思いから書いてきました。

　実践を始めたころは、作業療法士が、音楽大学を出たからといって音楽療法ができるとは思えないと、音楽療法の専門書を読み、音楽療法を実践していると聞けば見学に行き、セミナーがあるといっては参加するという試行錯誤の日々でした。

　勉強や研究をしながら実践しているうちに、音楽療法士が行う音楽療法と作業療法士が行う音楽活動は、目的は同じでもアプローチの方法が違うように思い始めました。つまり音楽療法士が行う音楽療法は、まず対象者を評価し目標を定めたうえで、「音楽」を基盤にして「音楽」のあらゆる要素を自在に操りながら対象者と即時的に創り上げた結果が、治療的に意味のあるものとなるのではないかと思います。また、作業療法士が行う音楽活動は、治療手段の「作業活動」のひとつである「音楽活動」という考え方から始まり、対象者の身体的・精神的評価のもとで障害や症状に応じて選択される活動のうちの一つが「音楽活動」であり、その活動は決して「音楽」のあらゆる要素を自由自在に操れるわけではなく、作業療法士の使える活動に制限されるのです。

　そして私は私なりの音楽活動の方法で、よりよいものを求めて実践してきました。

　そうこうしている内に、音楽療法士と協働して音楽活動をする機会がめぐってきました。これは音楽療法士にとっても作業療法士にとっても、とてもいい勉強の場になりました。お互い足りないところを補い合いながら、また専門性を尊重し合いながらクライエント中心に実践をすることができるのです。これこそ本来の理想的な姿だと確信します。しかし、理想的な実践の場がどこにでもあるとは限りません。むしろ珍しいのではないでしょうか。どちらかの専門家が、実践を行う場合が多いと思いますが、どちらか足りない部分は勉強して、できるところから進めていけたらと考えています。

　本書はそのテキストとして、少しでもお役に立てたらいいという気持ちで心をこめて書きました。書いているうちにだんだん理屈っぽくなっていくのを感じながら、この後は読んでくださった皆さまと一緒によりよいものを作っていけたら素晴らしいことだと思っています。わかりにくいところや説明が不十分なところなど、どしどしご意見をお寄せください。皆さまからのご意見をもとに、さらに良くしていきたいと考えています。

　音楽活動の社会的認知度はまだまだ低いのが現状ですから、今後この活動に携る皆さまとともに音楽活動の効果についてのデータ収集を行いながら、さらなる研鑽を積み、広く社会に知ってもらう努力をしていこうではありませんか。

　最後になりましたが本書の完成にあたり、私と音楽活動をしていただいた対象者の皆さま、いろいろな現場で一緒に音楽活動をしてくださった作業療法士、音楽療法士、音楽ボランティアの皆さま、出版の機会をくださいました協同医書出版社の前社長故木下一雄氏、木下 攝社長、中村三夫編集長に心より感謝申し上げます。

著者略歴

山崎郁子（やまざきいくこ）

1968 年　国立療養所東京病院附属リハビリテーション学院作業療法学部卒業
　　　　作業療法士免許取得（第 10024 号）
1973 年　桐朋学園大学音楽学部演奏学科声楽専攻卒業（芸術学士）
　　　　故 砂原美智子氏に師事
1997 年　米国テキサス州立女子大学大学院表現芸術学部修了（音楽療法、声楽を修める）（芸術修士）
　　　　全日本音楽療法連盟（現日本音楽療法学会）より認定音楽療法士取得
1968 年　カペナウム診療所、山田病院（精神科）、武蔵野市障害者福祉センター、世田谷区立総合福祉
　　　　センターなどにて、非常勤作業療法士として勤務（主に音楽活動を担当）（1994 年まで）
1997 年より
　　　　茨城県立医療大学保健医療学部作業療法学科助教授、帝京平成大学健康メディカル学部作業
　　　　療法学科教授、神戸大学大学院保健学研究科教授を経て、現在、東京工科大学医療保健学部
　　　　教授
2010 年　日本音楽活動研究所合同会社を設立、音楽活動普及のためのセミナーを開催している。
　　　　現在、日本芸術療法学会評議員、日本サーモロジー学会評議員、日本作業療法士協会保健福
　　　　祉部普及委員会委員長を務める。

治療的音楽活動のススメ

2011 年 9 月 1 日　初版第 1 刷発行
著　者　山崎郁子
発行者　木下　攝
装　幀　岡　孝治＋石津亜矢子
印　刷　永和印刷株式会社
製　本　永瀬製本所
発行所　株式会社協同医書出版社
〒113-0033　東京都文京区本郷 3-21-10　電話 03-3818-2361／ファックス 03-3818-2368
郵便振替 00160-1-148631
http://www.kyodo-isho.co.jp　／　E-mai：kyodo-ed@fd5.so-net.ne.jp
定価はカバーに表記　　ISBN978-4-7639-1064-6　日本音楽著作権協会（出）許諾第 1109440-101 号

JCOPY 〈（社）出版者著作権管理機構　委託出版物〉

本書の無断複写は著作権法上での例外を除き禁じられています．複写される場合は，そのつど事前に，（社）出版者著作権管理機構（電話 03-3513-6969，FAX 03-3513-6979，e-mail：info@jcopy.or.jp）の許諾を得てください．

本書を無断で複製する行為（コピー，スキャン，デジタルデータ化など）は，「私的使用のための複製」など著作権法上の限られた例外を除き禁じられています．大学，病院，企業などにおいて，業務上使用する目的（診療，研究活動を含む）で上記の行為を行うことは，その使用範囲が内部的であっても，私的使用には該当せず，違法です．また私的使用に該当する場合であっても，代行業者等の第三者に依頼して上記の行為を行うことは違法となります．